Ganzheitlich wissenschaftlich

W0194163

Der Corona-
Selbsthilfe-Ratgeber

Die besten Mittel und Maßnahmen
gegen die Delta-Variante, Long Covid,
Grippe und Co.

Der vernünftige Mittelweg
zwischen Verharmlosung und Panikmache

Dr. med. Ludwig Manfred Jacob

2., stark erweiterte Auflage, ISBN 978-3-9823879-1-8

Nutricamedia Verlag, info@nutricamedia.com

Hinweis

Die im Buch veröffentlichten Ratschläge wurden mit größter Sorgfalt vom Autor erarbeitet und geprüft. Eine Garantie kann jedoch nicht übernommen werden. Ebenso ist eine Haftung des Autors bzw. des Verlags und seiner Beauftragten für Personen-, Sach- oder Vermögensschäden ausgeschlossen. Erkrankungen mit ernstem Hintergrund gehören immer in ärztliche Behandlung. Bei bereits bestehenden Beschwerden kann das Buch deshalb keinen ärztlichen Rat ersetzen.

Inhaltsverzeichnis

Persönliche Botschaft des Autors: Das Wichtigste und Dringlichste zu „COVID-21"

„Fakten hören nicht auf zu existieren, weil sie ignoriert werden." (Aldous Huxley)

Dieses Buch bietet wichtige wissenschaftliche Informationen:

- **Wie jeder seinen Gesundheitszustand und sein Immunsystem nachhaltig verbessern kann.**

- **Wie Genesene und Geimpfte ihre Immunität verbessern und länger erhalten können.**

- **Wie Impfwillige den besten Impfstoff wählen und Nebenwirkungen abmildern können.**

- **Wie Impfzögerer durch ihre persönliche Nutzen-Risiko-Analyse eine Entscheidung treffen können und wie sie auch ohne Impfung die besten Chancen zur Vermeidung einer Infektion oder zur Linderung des Krankheitsverlaufs haben. Dies ist für Ungeimpfte beim Delta-Virus lebenswichtig.**

- **Wie von Long Covid Betroffene schneller genesen können.**

Für alle sind zentrale Informationen enthalten, die wissenschaftlich gut belegt sind, aber kaum beachtet werden:

- **Die ausgezeichnete, in klinischen Studien belegte Wirkung von bestimmten Naturstoffen bei COVID-19.**

- **Die zentrale Rolle der Mastzellaktivierung bei COVID-19, Long Covid und Impfungen sowie deren Folgen und Therapie.**

Dieses Buch ist keine leichte Kost. Da es auf wissenschaftlichen Fakten basiert, wird es leider manchmal etwas kompliziert und langatmig – auch um die zahllosen Falschinformationen zu widerlegen, die zu sehr viel Verunsicherung führen.

Wer keine Zeit für wissenschaftliche Diskurse hat, findet die wesentlichen Passagen in Fettdruck markiert. Zusammenfassungen mit praktischen Handlungs- und Dosieranweisungen sollen die Umsetzung erleichtern.

Vor einem Jahr hatte ich gehofft, dass eine zweite Auflage dieses Buches nicht notwendig sein würde, dass ich mich nicht zum Thema Impfungen äußern müsse und wir langsam zur Normalität zurückfinden würden. Jetzt bin ich täglich mit schwer am Delta-Virus Erkrankten, bisher alles Ungeimpfte, in Kontakt und versuche, das Schlimmste zu verhindern – zum Glück und mit den richtigen Maßnahmen ist das bisher gelungen. Solch heftige Krankheitsverläufe bei gesunden Menschen im Sommer waren bei den bisherigen Virus-Varianten undenkbar und haben mich erstaunt. Das bestätigt aber leider das Muster der indischen Tragödie.

Es begann mit der Tragödie in Indien

Indien publiziert inzwischen insgesamt mehr wissenschaftliche Studien als Deutschland und ist in dieser Hinsicht alles andere als inkompetent. Das Land ist auch der größte Generika-Hersteller der Welt: Die meisten Arzneimittel, die nicht besonders lukrativ sind, werden dort hergestellt. Trotz viel Kompetenz im Land machte man aber einen Kardinalfehler – auch aus politischen Gründen.

Nachdem sich das Virus als recht harmlos entpuppt hatte und man trotz hoher Infektionszahlen bis zum Erreichen der Herdenimmunität vielerorts nur wenige Tote – angeblich ein Bruchteil der Zahlen aus Europa – zu beklagen hatte, öffnete man das Land komplett. Die Leute wollten feiern, die Politiker wollten Wahlkampf machen und die Wissenschaft warnte nicht, weil man dachte, die Pandemie sei besiegt. Große Versammlungen und religiöse Feste haben dann zur größten humanitären Katastrophe dieses Jahrzehntes geführt.

Tatsächlich sind laut seriösen Studien in Indien zehnmal mehr Menschen an COVID-19 verstorben als laut offizieller Statistik, also etwa vier Millionen alleine in Indien. Weltweit gehen Datenexperten von tatsächlich etwa 15 Millionen Toten aus (The Economist, 2021). Bekannte von uns in Indien berichten, dass fast alle Familien enge Verwandten verloren haben. In Indien dämmt man Panikmache ein und setzt stattdessen wortwörtlich auf „Totschweigen".

„COVID-21" – eine echte Bedrohung?

Nun zeichnet sich in allen Ländern Asiens mit niedriger Impfquote das gleiche Bild ab: Das ursprüngliche Virus war dort keine große Sache, das Delta-Virus aber ist etwa drei- bis fünfmal gefährlicher. Es ist extrem ansteckend – ähnlich wie Windpocken und Masern – und überrennt auch das Immunsystem gesunder Menschen. Daher finden nun sogar Masseninfektionen im Sommer im Freien statt.

In kürzester Zeit hat das Delta-Virus weltweit andere Varianten weitgehend verdrängt. Gesunde Leute ohne Immunität erkranken nicht asymptomatisch wie beim ursprünglichen Virus, sondern liegen im besten Fall ein bis zwei Wochen schwer krank im Bett – mit Aussicht auf

Long Covid und bleibende Schäden. Wer nicht geimpft oder genesen ist, aber Risikofaktoren hat, muss mit schwerstem und tödlichem Krankheitsverlauf rechnen.

In Ländern mit niedriger Impfquote zeigt sich das wahre Gesicht der Erkrankung – und das oft trotz massivster Lockdowns in den betroffenen Ländern. Die Sterblichkeit in westlichen Ländern hängt inzwischen sehr stark davon ab, wie hoch der geimpfte Anteil in den Risikogruppen ist. In den wenig geimpften Ländern Osteuropas steigt die Zahl der Todesfälle deutlich an und liegt weltweit jetzt an der Spitze (Tote pro Millionen Einwohner). Ungarn und Bulgarien liegen nun vor Brasilien. Im reichen Florida waren im August die Intensivstationen laut Medienberichten völlig überfüllt, was mir auch aus zuverlässigen direkten Quellen bestätigt wurde. Die Kombination „keine Masken und keine Impfung" ist fatal.

Die Corona-Pandemie war für Risikogruppen schon immer lebensgefährlich, sie drückte die Lebenserwartung in einem Datenvergleich aus 29 Ländern ähnlich wie der Zweite Weltkrieg. In den USA sank die Lebenserwartung von Männern um 2,2 Jahre (Vergleich 2020 zu 2019), bei Afroamerikanern um 3,25 und bei Latinos um 3,88 Jahre (Woolf et al., 2021).

Daher lautet die Botschaft: COVID-19 ist vorbei, „COVID-21" ist für Ungeimpfte eine ganz andere Bedrohung und dementsprechend verschiebt sich der vernünftige Mittelweg. Geimpfte und Genesene können auch erkranken, aber meist nicht ernsthaft.

Leider hat man in Deutschland so oft Panik verbreitet, dass nun die Mehrheit gar nicht mehr hinhört – wie in Indien. Das Ergebnis wird nicht so katastrophal wie dort sein, der Sauerstoff wird bei uns nicht knapp, aber die Krankenhäuser werden sich allmählich füllen.

Eine besonders tödliche Delta-Welle wird aber in Deutschland nicht zu erwarten sein, da die rechtlichen Kontaktbeschränkungen für Ungeimpfte diese eindämmen und Erwachsene zu ca. 80 % geimpft sind. Die neuen COVID-Patienten sind Jugendliche und Kinder, die die Erkrankung meistens recht gut überstehen, sowie ungeimpfte Erwachsene in den besten Jahren, die wesentlich heftiger als am ursprünglichen Virus und möglicherweise sogar tödlich erkranken.

Hauptübertragungsort des Virus sind Großveranstaltungen und das Nachtleben, weniger die kleinen privaten Kontakte. Dafür wird die Welle sich wohl bis in den Sommer 2022 allmählich durch das Land bewegen. Falls bis dann keine völlig neue Variante kommt, dürften wir zumindest eine Art „Herdenimmunität" im Sinne einer „Endemie" haben. Ungeimpfte sind größtenteils erkrankt und immun, die anderen geimpft. In dieser Phase der Pandemie stehen uns nicht nur für die körperliche, sondern vor allem auch für die seelische Gesundheit leider noch sehr anstrengende Zeiten bevor, auch wegen der vielen Grabenkämpfe im Land.

Das Buch versucht auch in der gegenwärtigen Situation zu vermitteln, die oft wenig mit rationaler Wissenschaft und Entscheidungsbildung zu tun hat, sondern meist eher einem Glaubenskrieg ähnelt. (Ich habe die Argumente von Impfgegnern sehr oft erhalten und auch geprüft.) Daher wird die Vermittlung nur sehr bedingt funktionieren.

Was mich persönlich sehr positiv überrascht hat:

- **Das korrekte Tragen von OP- und FFP2-Masken schützt auch vor schweren Delta-Virus-Erkrankungen sehr gut.**

- **Die richtigen Vitalstoffe (vgl. Kapitel 8-10) in der richtigen Dosierung können beim Delta-Virus zwar nicht vor einer heftigen Erkrankung, aber recht gut vor Krankenhauseinweisung und Long Covid schützen, vor allem wenn die Virusmenge bei der Infektion dank Maske gering ist.**

Auf Basis einer umfangreichen Analyse von Studien und direkten Erfahrungen ergeben sich folgende Empfehlungen, die sich auch beim Delta-Virus bewährt haben (Wichtigkeit in absteigender Reihenfolge):

1. **Das richtige Tragen von OP- und FF2-Masken in Menschenansammlungen** (Maske muss oben an der Nasenwurzel sitzen und gut anliegen, vgl. Kapitel 6.6)

2. **mRNA-Impfung** (vgl. Kapitel 6.1) (Die Impfwirkung hängt stark vom Immunsystem und damit Punkt 3 ab.)

3. **Vitalstoffe für das Immunsystem** (Vitamin D3 etc., vgl. Kapitel 8 und 10)

4. **Möglichst gesunde Ernährungs- und Lebensweise** (vgl. Kapitel 10)

Das Nutzen-Risiko-Verhältnis und die Art der Impfung entscheiden

Zum Thema Impfung habe ich mich in der ersten Auflage dieses Ratgebers bewusst nicht geäußert. Generelle Impfgegner hatten damals schon eine feststehende Meinung, obwohl es noch gar keine Daten oder nur Daten zu anderen Impfstoffen gab. Der Impfstreit hat eine lange Historie. Beide Seiten argumentieren dabei einseitig und wenig konstruktiv. Ein echter Dialog, der zu besseren Impfschemata und besseren Impfstoffen führen könnte und sollte, findet nicht statt.

In der Medizin und im Leben geht es immer um eine rationale Nutzen-Risiko-Analyse, denn nichts ist zu 100 % sicher und nur wenig ist sehr gefährlich. Bei dieser Analyse liegen wir Menschen meist so weit daneben, dass Versicherungen zu den lukrativsten Branchen zählen.

Wie sieht nun das Nutzen-Risiko-Verhältnis der Impfung beim Delta-Virus aus? In Kapitel 6.1 finden Sie unter „Impfen – ja oder nein? Nutzen-Risiko-Analyse" eine ausführliche Analyse mit offiziellen Zahlen.

Das Resümee: Die Impfung ist wohl die nebenwirkungsreichste seit Jahrzehnten und löst nicht selten ein heftiges Krankheitsgefühl aus, das meist schnell vorüber geht, aber nicht immer. Dieses Problem sollte man nicht kleinreden, sondern sinnvolle Maßnahmen ergreifen, um die Nebenwirkungen zu reduzieren (vgl. Kapitel 11.3 und 11.4). Viele merken auch wenig bis nichts von der Impfung.

Objektive schwere Nebenwirkungen treten laut Paul-Ehrlich-Institut (2021c) in 0,1 % der mRNA-Geimpften auf; subjektiv liegt diese Zahl wohl deutlich höher: Sicherlich hat sich nach der zweiten Impfung nicht nur jeder Tausendste eine Zeitlang richtig krank gefühlt. Bei den DNA-basierten Impfstoffen treten bei 0,4 % schwere Nebenwirkungen auf.

Aber wir haben auch die schlimmste Pandemie seit 100 Jahren und die Nebenwirkungen sind typische Reaktionen auf das Spike-Protein. Je schwerer also jemand auf die Impfung reagiert, desto schlimmer wäre auch seine Erkrankung mit dem echten Virus, das noch viel, viel, viel mehr Spike-Protein freisetzt.

Vorweg nur einige wenige aktuelle Zahlen aus Deutschland: Der Anteil der jüngeren COVID-19-Intensivpatienten in den 40ern hat sich von Mai bis August 2021 mehr als verdoppelt, in den 30ern sogar verdreifacht. – Im August waren auf Intensivstationen bereits mehr Erwachsene unter 60 als über 60, da diese großteils geimpft sind (RKI, 2021a). Über 94 % der COVID-Patienten auf den Intensivstationen und rund 90 % der Patienten mit Corona-Infektion in Kliniken sind unge-impft. Die Inzidenz ist bei Ungeimpften etwa zehnmal höher (Stand August). Dabei hat die Delta-Welle in Deutschland noch gar nicht richtig gestartet.

Die Impfung ist daher das wesentlich kleinere Übel. Das gilt aber nicht für alle Impfstoffe in gleicher Weise. Langzeit-folgen, die auf den oft gefürchteten Einbau von Virus-DNA in unser Genom zurückzuführen sind, sind bei DNA-Vektor-Impfstoffen nicht auszuschließen (vgl. Kapitel 6.1). mRNA-Impfstoffe sind daher eindeutig zu bevorzugen, weil der wichtigste und unvorhersehbare langfristige Schaden, der Einbau in die menschliche Erbinformation, hier nicht stattfinden kann.

Coronaviren sind RNA-Viren. Nachdem sie in eine Zelle einge-drungen sind, wird das Virus von der Wirtszelle selbst im Plasma – nie im Zellkern – hergestellt. Damit sind mRNA-Impfstoffe tatsächlich eine geniale Idee, denn sie imitieren die Art und Weise einer natürlichen Infektion mit einem RNA-Virus – nicht mehr und nicht weniger. (DNA-basierte Impfstoffe wählen dagegen einen unnatürlichen Weg.)

Daher entsprechen auch die echten Impfreaktionen denen einer Infektion. Die Impfreaktionen variieren sehr stark und können erheblich sein. Doch diese sind letztlich im Vergleich zu den Schäden durch die echte Erkrankung relativ gering. Impfreaktionen wie auch schwere COVID-Verläufe beruhen oft auf einem Mastzell-Aktivierungs-syndrom und können deutlich reduziert werden. Vgl. Kapitel 11.3 und 11.4).

Personen, die bereits stark auf diese mildeste Form der Infektion reagieren, müssen bei einer echten Infektion mit einem wesentlich schwereren Verlauf rechnen. Sie reagieren nicht auf die Impfung an sich, sondern auf das Spike-Protein, das bei einer echten Infektion natürlich in einem ganz anderen Ausmaß in den Körperzellen hergestellt wird. Das Spike-Protein wird übrigens vom Körper nach einer Infektion und einer Impfung auch wieder abgebaut, doch die Menge ist bei einer echten Infektion um ein Vielfaches größer und entsprechend lange dauern Infektionen und deren Nachwir-kungen. Diese können Jahre und Jahrzehnte anhalten und das Leben für immer verändern. Wir alle lieben unsere Autonomie und Freiheit – wer Long Covid hat, hat einen großen Teil davon verloren.

Impfungen folgen übrigens dem alten naturheilkundlichen Prinzip, dass schwache Reize (Impfung) das System stärken und starke Reize (Infektion) es zum Kollaps bringen. Wird dieses Prinzip richtig angewendet, sind Impfungen ein Segen. (Säuglinge innerhalb von zwölf Monaten mit mehre-ren Impfungen gegen zwölf Viren zu konfrontieren, folgt nicht diesem Prinzip des schwachen Reizes.)

Masken und eine weitgehende soziale Isolation können zwar auch eine Delta-Infektion verhindern, aber auf Dauer ist das für die meisten Menschen nicht gesund: Wir brauchen Gemeinschaft.

Beim ursprünglichen Virus war eine Impfung vor allem für Risikogruppen empfehlenswert; beim wesentlich aggressiveren und ansteckenderen Delta-Virus hat sich das Nutzen-Risiko-Verhältnis stark verschoben. Auch gesunde Erwachsene profitieren nun von der mRNA-Impfung, da eine Infektion mit Delta kaum vermeidbar ist und auch sie schwer erkranken können.

Moderna ist aufgrund der wesentlich größeren mRNA-Dosis wirkungsvoller, löst aber gerade bei Jüngeren deutlich mehr Herzmuskelentzündungen aus als Biontech, welches bei jüngeren Erwachsenen daher empfehlenswerter ist.

Die STIKO-Impfempfehlung für Teenager und Kinder halte ich aufgrund deren Nutzen-Risiko-Verhältnisses für verfrüht und übereilt. Ein sinnvoller Kompromiss ist die Empfehlung Norwegens und Großbritanniens, in diesem Alter nur eine Dosis zu verabreichen.

Die Sorgen vieler Ungeimpfter werden leider meist nicht ernst genommen. Von Medien, Politik und zunehmenden Teilen der – meist geimpften – Bevölkerung werden alle Ungeimpften über einen Kamm geschert. Dabei sind Ungeimpfte eine vielfältige Gruppe, die sich grundsätzlich in Impfzögerer – der größte Anteil – und echte Impfgegner aufteilen lässt. Letztere sind rationalen Argumenten nicht zugänglich, erstere sehr wohl. (Ich kenne die allermeisten Argumente dieser echten Impfgegner und habe sie als Impfskeptiker objektiv überprüft. Weder ich noch der allergrößte Teil der Ärzte und Wissenschaftler halten sie für stichhaltig, die meisten sind stark verzerrt dargestellt, nicht wenige einfach erfunden.)

Impfzögerer sind alles andere als „Spinner", sondern fühlen sich nicht ausreichend aufgeklärt oder sind durch die zahlreich verfügbaren gegensätzlichen Informationen stark verunsichert.

Studien zeigen, dass Impfzögerer im Durchschnitt überdurchschnittlich intelligent sind und besser verdienen. Meist sind sie vernünftige Menschen, die einfach und nicht ohne Grund besonders vorsichtig sind. Daher ist die Strategie, Impfgegner in den Medien pauschal als Idioten zu inszenieren oder sie mit Würsten zu locken, die größte Dummheit von allen. Die Medien und nicht wenige Politiker tragen eine wesentliche Verantwortung für den immensen Vertrauensverlust, der die Leute in den Einflussbereich von oft verzerrten oder falschen, aber immer sehr einseitigen Social Media-Informationen treibt. Und hier liegt das Problem, das weder mit Bratwürsten noch mit einer medialen Hexenjagd auf Ungeimpfte zu lösen ist.

Eine möglichst objektive Verhältnismäßigkeit

Die inzwischen über 180.000 Studien zu COVID-19 liefern beiden Seiten Argumente, dazu kommen die unzähligen, von Impfgegnern oft zitierten Pseudo-Experten. Am Anfang der Pandemie lagen unsere offiziellen Experten nicht selten falsch; inzwischen liefert die Gegenseite überwiegend verzerrte Halbwahrheiten und glatte Lügen. Ironischerweise zitiert nun die Gegenseite die falschen und völlig überholten Argumente der Experten, wie z. B. „Masken bringen nichts".

Aus diesem gigantischen Pool an Informationen die Essenz herauszukristallisieren, erfordert umfangreiche Kenntnisse, einen Drang, Dingen auf den Grund zu gehen und vor allem viel Arbeit. Dabei ist zudem eine kontinuierliche Analyse der Pandemie notwendig, welche sich durch die Delta-Variante massiv verändert hat und deutlich gefährlicher geworden ist.

Wissenschaftliche Information in der richtigen Verhältnismäßigkeit zu verstehen ist sogar für Fachleute schwer, aber sehr entscheidend. Die Medienberichterstattung in Deutschland empfinde ich meist als so ungenügend, dass ich sie nur lese, um zu sehen, was die Deutschen denken sollen – sie dient meist nur der Meinungsmache, nicht der Meinungsbildung. Das bemerken viele Menschen, die ein sehr gutes Gefühl dafür haben, dass etwas nicht stimmt, und suchen nach Alternativen.

Tatsächlich sind die Argumente der Impfgegner besser geworden, weil es ja auch ernsthafte Nebenwirkungen und Impfdurchbrüche gibt. Diese werden ausführlich in diversen Foren diskutiert. Beim Lesen dieser Foren vergisst man schnell, dass etwa 50 Millionen Deutsche vollständig geimpft sind und dass es dabei auch logischerweise zahlreiche Berichte von starken Impfreaktionen oder ungewollten Nebenwirkungen gibt. Diese setzt man intuitiv und auf menschliche Weise – die meisten sind keine Mathematiker – nicht ins Verhältnis zur extrem hohen Zahl der Geimpften, denen es größtenteils ganz prima geht und die sich ihrer wiedergewonnenen Freiheit erfreuen. Stattdessen ist man bestürzt und verunsichert von den Schilderungen von Einzelschicksalen. Diese Realitätsverzerrung spielt eine entscheidende Rolle, denn sie verunsichert vor allem vorsichtige Menschen immens und im Zweifel macht man lieber nichts – oft eine ganz kluge Entscheidung, nur nicht im Fall des Delta-Virus. Eine Realitätsverzerrung haben wir auch in den offiziellen Medien, die regelmäßig über tödliche und schwere COVID-Verläufe berichten, aber über Impfnebenwirkungen eher selten.

Ängste führen zu drei Reflexen: *flight* (Flucht), *fight* (Kampf) und *freeze* (Starre). Überzeugte Impfgegner neigen zu *fight*, Impfzögerer zu *freeze* (im Zweifel keine Impfung) und *flight* (soziale Isolation). Kompromisslose Impfbefürworter ähneln psychologisch am meisten den ebenso kompromisslosen Impfgegnern, wie sich alle Extreme sehr ähnlich sind.

In der Impfdiskussion wird meist das Mittel der perspektivischen Verzerrung eingesetzt und damit die Realität komplett an die eigene Denkweise angepasst. Impfgegner machen aus der „Ameise" Impfung ein gigantisches, tödliches Monster, indem sie die Impfgefahren wie mit einer Lupe extrem vergrößern, während sie den Tiger „Delta-Virus" zur Hauskatze verkleinern. (Beim Alpha-Virus haben Medien und Politiker das ganze Spiel ähnlich betrieben – nur andersherum: Hier wurde COVID zum tödlichen Monster für alle deklariert, obwohl es nur für Risikogruppen wirklich gefährlich war.)

Dieses Phänomen tritt übrigens bei uns allen auf: Wir kennen inzwischen alle Personen mit ernsthaften Impfnebenwirkungen und meist deutlich weniger Personen, die an Long Covid leiden oder an COVID-19 verstorben sind. Das liegt an den Gesamtzahlen (Impfungen vs. Infektionen) und dem bisher durch Maßnahmen sehr begrenzten Verlauf der Pandemie, aber zeichnet ein falsches Bild der Realität und Verhältnismäßigkeit. Ein Arzt auf der Intensivstation hat einen ganz anderen Erfahrungsrahmen und wird tendenziell die Erkrankung eher dramatisieren; der Normalbürger wird sie dagegen eher verharmlosen. Tatsächlich muss man die wirklichen Zahlen analysieren und auf diese Weise eine möglichst objektive Verhältnismäßigkeit herstellen. Bei einer Pandemie dieses Ausmaßes ist die Vogelperspektive viel hilfreicher als ein Tunnelblick.

Die verzerrte Welt der Social Media

Niemand sieht die wirkliche Realität – sie ist zu komplex und es gibt zu viele Perspektiven. Dennoch gibt es sehr große Unterschiede in der Annäherung an die reale Faktenlage.

Und hier sind die Argumente der Impfgegner leider bei genauer Betrachtung erstaunlich schlecht und stehen meist im direkten Gegensatz zur Faktenlage und meinen zahlreichen direkten Rückmeldungen aus aller Welt.

Die Verhaltenspsychologie lehrt uns, dass es sich exakt gleich anfühlt, Recht zu haben und dabei tatsächlich völlig falsch zu liegen und wirklich Recht zu haben. Daher hinterfrage ich ständig meine Überzeugungen, um sie mit der Realität abzugleichen – das ist die beste Überlebensstrategie. Fundamentalistisches Schwarz-Weiß-Denken scheitert letztlich immer an der Realität und führt mit großer Beständigkeit zu den größten Tragödien der Menschheitsgeschichte. Aber dennoch ist diese Denkweise sehr populär, heute mehr denn je, denn sie vereinfacht das Leben zunächst ungemein. Man fühlt sich in seiner Blase sicher. Es findet sich immer eine Meinung, die die eigene Meinung bestätigt. In der Kognitionspsychologie spricht man vom Bestätigungsfehler, welcher die Neigung bezeichnet, Informationen so auszuwählen, dass diese der eigenen Meinung und den eigenen Erwartungen entsprechen.

Social Media sind die dafür optimale Plattform und mit Abstand die gefährlichste und schlechteste Informationsquelle. Datenanalysen zeigen eindrucksvoll, dass sich Lügen viel effektiver verbreiten lassen als die Wahrheit – die ist meist zu langweilig.

Das Delta-Virus ist leider so gefährlich, dass es für differenzierte Aufklärungskampagnen fast zu spät ist. Entweder lässt man sich zeitnah impfen – voller Impfschutz erfordert mindestens sechs Wochen – oder man wird sich in dieser Delta-Welle mit hoher Wahrscheinlichkeit infizieren und erkranken. Daher wird sich die Anzahl der Nicht-Immunisierten in den nächsten Monaten auf die eine oder andere Art und Weise stark reduzieren. Was nach der Delta-Welle bleibt, sind Geimpfte oder Immunisierte nach Infektion/Erkrankung.

Die Immunität nach Impfung oder einer echten Infektion ist zeitlich begrenzt, daher sind Masken und eine Stärkung des Immunsystems weiterhin sehr wichtig.

Die Impfung verhindert sehr effektiv einen Corona-Tod, aber deutlich weniger effektiv Impfdurchbrüche, die auch recht schwer verlaufen können. Dies liegt an diesen Gründen:

1. Geimpfte verhalten sich oft unvorsichtig: Die Masken fallen komplett, das alte Leben kehrt zurück (Stichwort 2G). Hier ist vor allem das unmaskierte Nachtleben ein Hauptansteckungsgrund (vgl. Israel, USA, UK).

2. Alle Impfungen verlieren im Laufe der Zeit an Wirkung.

3. Impfungen bauen auf einem funktionstüchtigen Immunsystem auf, ersetzen es aber nicht. Dafür braucht es eine gute Versorgung mit Vitalstoffen, die oft nicht gegeben ist.

Eine Impfung ist nur so gut wie das Immunsystem des Geimpften. Sie ersetzt kein gutes Immunsystem – sie trainiert es! Daher ersetzt eine Impfung auch nicht eine gesunde Lebensweise und ggf. Nahrungsergänzungsmittel, sondern wirkt optimal mit diesen zusammen. Welche Ernährungsweise und Ergänzungsmittel wirklich eine positive Wirkung zeigen – selbst ohne Impfung – und wie man Impfwirkungen verbessern und Impfreaktionen bzw. Nebenwirkungen reduzieren kann, welche Impfstoffe das beste oder auch das schlechteste Nutzen-Risiko-Verhältnis haben und vieles mehr erfahren Sie in diesem Ratgeber.

Corona-Pragmatismus

Meine eigenen Informationen beziehe ich aus hochwertigen Fachwebseiten, Pubmed, zahlreichen direkten Erfahrungen und Rückmeldungen sowie aus ausgewählten internationalen Presseseiten. Dabei suche ich nach übereinstimmenden Mustern. Diese werden mit der Zeit immer klarer und helfen auch, Fake von echten News zu unterscheiden. Starke Gefühle sind dabei nicht hilfreich, sondern verschleiern den Blick. Sie wirken wie Brillen vor dem Auge und die Wirklichkeit erscheint durch die rote, schwarze oder rosarote Brille entsprechend gefärbt und verzerrt. So entstehen starke Überzeugungen, aber kein echtes Wissen. Was mich antreibt, ist der Wunsch, Dingen objektiv auf den Grund zu gehen, um zu helfen.

Alles in der Natur folgt Mustern. Stellen Sie sich einen Springbrunnen oder Wasserfall vor. Jeder Nano-Sekunde ändert sich das genaue Bild, doch das grundsätzliche Muster bleibt bestehen. Es ist nichts einhundertprozentig, denn alles ist ständiger Veränderung unterworfen, auch auf der Quantenebene gibt es nur Wahrscheinlichkeiten und Muster. Wenn wir diese Muster erkennen, können wir aus vielen richtigen und falschen Informationen die richtigen Schlüsse ziehen.

Diese Muster der Natur in Sachen COVID-19 habe ich bisher präzise erkannt und passe sie mit dieser zweiten Auflage der Entwicklung des Virus an. Mit den offiziellen Empfehlungen stimmte ich immer wieder **nicht** überein – weil ich diesen Monate voraus war und in allen wesentlichen Punkten später bestätigt wurde.

Ich selbst bin in erster Linie Corona-Pragmatiker, denn Muster erkennen allein nutzt nichts. Als Medien und Robert-Koch-Institut Masken für nutzlos hielten, kauften wir für unser Team Masken in China, weil es in Deutschland keine gab. Wir entzerrten sofort die Büros, stellten Trennwände auf und ermöglichten ab Herbst 2020 mehr Home Office. Als Luftfilter noch niemanden interessierten, hatten wir bereits im Sommer 2020 sämtliche Büros damit ausgestattet. Auf die hohe zu erwartende Bedeutung von Vitamin D wies ich erstmals Anfang März 2020 in einer Pressemitteilung hin. Das Resultat: Bei fast 50 Mitarbeitern in der Pandemie gab es keine einzige Infektionsweitergabe in den Firmenräumen. (Es gab einzelne Infektionen durch Familienangehörige, die aber nicht weitergegeben wurden. Mitarbeiter müssen übrigens nicht ständig Maske tragen, sondern nur bei engen Kontakten.) Dass die Ratschläge der ersten Auflage meines Ratgebers funktionieren, zeigten mir auch viele Rückmeldungen.

Obgleich ich von Anfang an die wahre Mortalität von COVID-19 korrekt einschätzte – viel niedriger als erst behauptet wurde –, lag ich im Frühjahr 2020 bei der Einschätzung der zu erwartenden Todesopfer schwer daneben. Damals ging ich von den Zahlen aus Asien aus. China, Südkorea, Taiwan, Singapur und Japan bekamen die Infektion schnell und effektiv ohne viele Todesopfer in den Griff und das sogar bis heute trotz Delta-Virus. Ich extrapolierte diese Zahlen, weil ich fälschlicherweise davon ausging, dass westliche Länder zumindest halb so gut damit umgehen würden. Wenn es um den Schutz ihrer Bürger geht, haben bis auf Norwegen alle westlichen Länder in vielerlei Hinsicht versagt. Ihr Reichtum nutzte wenig und schützt nicht das Leben, vor allem nicht der Älteren.

Gerne wird Schweden als Beispiel angeführt, wie entspannt und liberal man doch durch die Pandemie kommen kann. Ja, entspannter sind die Schweden in vielem und das ist gut so. Schweden hat aber eine Bevölkerungsdichte, die nur 10 %

der Dichte Deutschlands beträgt, und im gefährlichen Winter gar keinen Tourismus – beides entscheidende Faktoren, die eine Pandemiebekämpfung extrem vereinfachen. Das Outcome: eine höhere Mortalität als Deutschland und eine 10-mal höhere als das epidemiologisch direkt vergleichbare Norwegen. Hier die Zahlen (Worldometer, 2021; Stand: September 2021): Pro 1 Millionen Einwohner hatte Norwegen 157 Tote; Schweden 1457, Deutschland 1120. Noch viel schlechter schnitten ab: Das Vereinigte Königreich (UK) mit 2002 Toten pro 1 Mio. Einwohner und die besonders „freiheitsliebenden" USA mit dem teuersten Gesundheitssystem der Welt sogar mit 2156 Toten pro 1 Mio. Einwohner. Brasilien erreicht sogar 2785 Tote pro 1 Mio. Einwohner, wobei ärmere Länder in Südamerika meist noch höher liegen.

Zum Vergleich: Das viel dichter besiedelte Taiwan hat 35 Corona-Tote pro 1 Mio. Einwohner. Singapur hat eine 34-mal!!! höhere Bevölkerungsdichte als Deutschland, was eine Pandemiebekämpfung enorm erschwert, aber nur 16 Tote pro 1 Mio. Einwohner (Stand 1.10.2021). Es ist Zeit, dass der Westen aufhört, den Rest der Welt zu belehren, sondern von ihm lernt.

Über die tiefere Bedeutung der Pandemie kann man viel philosophieren, aber das hat keinen praktischen Einfluss auf das direkte Infektionsgeschehen, auch wenn es langfristig wichtig ist. Das Virus hat sich als ausgesprochen immun gegenüber positivem Denken, Gebeten, religiösen und anderen Überzeugungen entpuppt.

Positiv hat mich überrascht, wie gut die mRNA-Impfstoffe tatsächlich vor der wirklich gefährlichen Delta-Variante schützen. Ich habe mich zu Impfungen nicht geäußert, bis belastbare Zahlen zu Wirkung und Nebenwirkungen vorhanden waren. Persönlich hatte ich mit mehr Impfdurchbrüchen gegen das veränderte Virus gerechnet.

Die Fakten sprechen für eine mRNA-Impfung für Erwachsene – einfach, weil sie das deutlich kleinere Übel im Vergleich zu einer echten Infektion mit dem Delta-Virus und eine Infektion kaum vermeidbar ist. Ungeimpft kann man wohl auch die Delta-Welle überstehen, aber nur mit viel Vernunft, ausgewählten sozialen Kontakten und Maske. Schon eine einzelne Impfung schützt gut vor einem tödlichen Verlauf und hat meist minimale Nebenwirkungen. Diese treten in der Regel erst nach der zweiten Impfung mit mRNA-Impfstoffen auf. Für Impfzögerer könnte dies ein sinnvoller Kompromiss sein.

In der Pandemie haben wir viel Zeit in Portugal verbracht. Das solidarische Miteinander dort hat mich beeindruckt. Statt „Querdenker-Demos" hat man auf der Straße getanzt und Konzerte veranstaltet – einfach mit Maske – und die Leute haben sich gleich viel freier und glücklicher gefühlt. Wie viel besser das soziale Klima ist, wenn man miteinander durch eine Krise geht, muss man einfach erleben.

Mehr Vernunft, Solidarität und Rücksicht können weltweit Millionen Menschen das Leben retten, sogar noch viel mehr, wenn wir alle auch gesünder leben – und das nicht nur zu Zeiten der Pandemie. Auch darüber erhalten Sie in diesem Buch wichtige Informationen. Dies sind größtteils Maßnahmen, die auch das Überleben des Menschen auf diesem Planeten im Zeitalter des Klimawandels sichern können.

Im Buch werden Sie Wiederholungen finden, um das Wichtigste besonders zu betonen. Manche Leser finden das zu Recht lästig, für andere kann es lebensrettend sein. Denn ich habe immer wieder gesehen, dass einfache Maßnahmen oft nicht richtig umgesetzt werden. Und nur die Umsetzung zählt.

In diesem Sinne: Bleiben Sie gesund und guten Mutes.

Herzlichst

Ihr

Dr. med. Ludwig Manfred Jacob

PS: Herzlichen Dank an Frau Sandra Karl (M. Sc. Ernährungs-wissenschaften) für ihre wertvolle Mitarbeit an diesem Buch. Gewidmet ist es allen Corona-Opfern, die direkt und indirekt aufgrund der Corona-Maßnahmen an Hunger sowie den Folgen von unbehandelten Erkrankungen wie HIV, Tuber-kulose, Malaria, Krebs und Herz-Kreislauf-Erkrankungen verstorben sind.

PPS: Auf www.drjacobsweg.eu können Sie einen Newsletter abonnieren, der Sie über die wichtigsten Neuigkeiten rund um das Corona-Virus und zu vielen anderen Gesundheitsthemen informiert. Dort online finden Sie auch das Literaturverzeichnis, das sonst ca. 50 Seiten Papier (= Bäume) beansprucht hätte.

Leider kann ich auf persönliche E-Mails nicht mehr antworten, es sind zu viele.

1. COVID-19 – Was kann ich selbst tun?

Das Coronavirus SARS-CoV-2 verbreitet weltweit nicht nur die Atemwegserkrankung COVID-19, sondern auch sehr viel Angst. Dabei steckt in dieser globalen Krise für jeden einzelnen von uns eine große Chance: Statt uns durch Medienberichte in Panik versetzen zu lassen, sollten wir uns darüber klar werden, dass wir dem Virus nicht hilflos ausgeliefert sind. Wir müssen nur lernen, wie wir durch einfache Maßnahmen das Risiko einer Infektion stark reduzieren können. Langfristig gesehen, bietet uns die derzeitige Krise sogar die einmalige Gelegenheit, unser Leben und unsere Gesundheit in die eigene Hand zu nehmen.

In Ländern mit hoher COVID-Sterblichkeit würde kaum einer auf die Idee kommen, das Virus für harmlos oder gar einen Schwindel zu halten. Jeder kennt dort einen Verstorbenen, oft einen nahen Verwandten. In Deutschland verlief die Pandemie dagegen bisher vergleichsweise milde. Darin liegt auch ein Teil des Problems: Tatsächlich war das Alpha-Virus für die Mehrheit relativ harmlos. Schwere oder tödliche Verläufe betrafen Menschen mit besonderen Risikofaktoren, welche allerdings viel mehr Menschen besitzen, als ihnen bewusst ist. Das Delta-Virus ist jedoch hochgefährlich, viel infektiöser und erreicht fast die Übertragbarkeit von Windpocken und Masern. Während das ursprüngliche Virus im Sommer so gut wie keine Todesfälle verursachte, verursacht das Delta-Virus auch bei warmen Temperaturen schwere Krankheitsverläufe, sogar bei relativ jungen und gesunden Menschen.

Durch sein Spike-Protein bindet das Virus gezielt an den ACE-2-Rezeptor, der bei Risikopersonen viel öfter in der Lunge und in anderen Organen auftritt. Für den einen eben eine

Erkältung, für den anderen eine sehr schwerwiegende bis tödliche Multiorgan-Erkrankung.

Die Corona-Politik und -Kommunikation war sowohl psychologisch als auch pädagogisch schlecht. Wen wundert es da, wenn viele Bürger Wissenschaftlern, Politikern und Medien nicht mehr vertrauen. So sind die Corona-Demonstrationen eine logische psychologische Reaktion, auch wenn sie nicht zielführend sind. Das Vertrauen wurde verspielt und wird erst mit viel Mühe, klugem Handeln und sinnvoller, hilfreicher Informationspolitik zurückgewonnen.

Der allgemeine Medien-Fokus liegt immer noch gänzlich auf dem Virus und dessen Übertragung, anstatt die Menschen darüber aufzuklären, wie sie sich selbst – einmal abgesehen von einer Impfung – schützen können. Daher geht es in diesem Ratgeber zum einen darum, wie man eine Infektion vermeidet, zum anderen aber darum, was wir selbst beeinflussen können, um den Krankheitsverlauf abzumildern: Dabei spielen der Zustand des Immunsystems und der Schleimhäute (Lunge, Hals-Nasen-Rachen-Raum, Darm), der allgemeine Gesundheitszustand, spezifische Risikofaktoren und die Virusmenge bei der Infektion eine zentrale Rolle.

Während sich die Seiten immer mehr auf ein destruktives „Entweder-oder" versteifen, basieren meine Ratschläge auf einem konstruktiven „Sowohl-als-auch", das auf aktuellster Forschung und Erfahrungsheilkunde basiert. Ich halte wenig von „Alternativmedizin" – nicht selten ist hier das Motto „Hauptsache dagegen" – aber viel von Ganzheitsmedizin.

Atemwegserkrankungen zählen seit jeher zu den weltweit führenden Todesursachen. Dabei konnten wir selbst schon immer sehr viel tun, um einen lebensgefährlichen Krankheitsverlauf zu vermeiden.

In meiner gesamten Kindheit bekam ich einen schweren Atemwegsinfekt nach dem anderen sowie regelmäßig Mandel- und Mittelohrentzündungen. Meinen Eltern, beide Ärzte, dürfte ich auch in dieser Hinsicht mein Leben verdanken. Mein Vater setzte schon damals viele, sehr hilfreiche naturheilkundliche Mittel ein. Im Winter könnte ich auch heute noch jeden Virus, der umhergeht, aufschnappen. Regelmäßig kratzt mal der Hals und ein Infekt klopft an. Ich habe jedoch gelernt, wie ich diesen vermeiden kann. So kommt seit vielen Jahren gar kein oder nur ein milder Atemwegsinfekt auf.

COVID-19 hat bisher etwa 5 Millionen Menschen das Leben gekostet – überwiegend ältere Menschen mit Vorerkrankungen, von denen ein Großteil durch eine kluge Vorgehensweise – siehe Beispiel Asien – noch leben könnte. In Indien gehen seriöse Studien davon aus, dass nicht – wie offiziell – 400.000, sondern 4 Millionen Menschen an COVID verstorben sind. Staaten Asiens wie Taiwan, Singapur, Südkorea und China haben immer noch etwa 1 % der Todesfälle im Vergleich zu Europa, Nord- und Südamerika (bezogen auf die Gesamtbevölkerung).

Europa und die USA hätten das Rad gar nicht neu (und zudem schlecht) erfinden müssen, sondern könnten einfach die besten Praktiken dieser Länder kopieren.

COVID-19 wird vermutlich nicht aus unserem Leben verschwinden. Ähnlich wie bei der Grippe müssen wir lernen, mit der Erkrankung zu leben. Durch unser Verhalten sowie unsere Ernährungs- und Lebensweise haben wir einen erheblichen Einfluss auf das Infektionsrisiko und den Krankheitsverlauf von COVID-19. Langfristig sind hier vor allem die Optimierung des Immunsystems sowie Abstandhalten, Hygienemaßnahmen und vor allem – und noch vor der Impfung – Masken zu nennen. Impfungen sind für die

Meisten eine empfehlenswerte Basis für die weiteren beschriebenen Maßnahmen und essentiell für alle Personen mit Risikofaktoren.

Wie im Folgenden gezeigt wird, können wir mit weiteren Wellen der Pandemie ohne Lockdown und mit viel weniger Todesopfern leben. Mit Maßnahmen wie Impfung, Maskentragen, Abstandhalten, Hygiene und einer Optimierung des Immunsystems durch Vitamin D und andere Vitalstoffe sowie dem gezielten Schutz der Risikogruppen, vor allem in Altenheimen und Pflegeheimen, sind viele Todesopfer, Lockdowns und Traumata vermeidbar.

2. Was ist „Corona"?

Coronaviren sind eine große Familie von Viren, die bei vielen Tierarten Infekte und beim Menschen Atemwegsinfekte auslösen. Die durch das Virus SARS-CoV-2 ausgelöste Atemwegsinfektion nennt man COVID-19 (**CO**rona**VI**rus **D**isease 2019). Nach SARS und MERS ist COVID-19 Folge der bereits dritten Infektionswelle, die durch Coronaviren ausgelöst wurde. Umgangssprachlich wird COVID-19 häufig vereinfacht „Corona" genannt.

2.1 Ursprung vieler Infektionskrankheiten und von SARS-CoV-2

Viele infektiöse Krankheiten, die sich zu Epidemien entwickelten, gibt es erst seit etwa 10 000 Jahren. Das ist genau der Zeitpunkt, zu dem die Menschheit begann Tiere zu zähmen und zu domestizieren. Ohne diesen Schritt wären wir von einer Vielzahl an Krankheiten verschont geblieben, denn die bekanntesten Viren wurden ursprünglich von Tieren auf den Menschen übertragen: Masern (Rinder), Pocken (Kamele), Keuchhusten (Schweine), Typhus (Hühner), Influenza (Enten), Lepra (Wasserbüffel), Rhinoviren/Erkältung (Pferde), HIV (Affen).

Das neuartige Coronavirus SARS-CoV-2 entstand vermutlich in Fledermäusen und wurde über einen Zwischenwirt auf den Menschen übertragen. In Verdacht stehen hierbei verschiedene Wildtiere, die in China verzehrt werden. Es wurde vermutet, dass das Virus von einem großen Wildtier- und Meeresfrüchtemarkt im chinesischen Wuhan stammt, von wo aus es Ende 2019 erstmals auf den Menschen übersprang (Schwarz, 2020; McKeever und Greshko, 2021). Dies konnte bisher jedoch nicht belegt werden (Ärzteblatt, 2021). Allerdings wurden im Januar 2020 nach der

Schließung des Marktes 585 Proben aus Abflüssen und von Oberflächen entnommen, von denen 33 positiv auf SARS-CoV-2 untersucht wurden. Außerdem gibt es sehr gut dokumentierte Berichte über den Verkauf lebender Wildtiere auf diesem Markt, auch wenn dieser von China mittlerweile geleugnet wird (Gale, 2021). Da Wildtiermärkte auch schon SARS auslösten, ist dies eine peinliche Situation für China.

Schon das Schwere Akute Respiratorische Atemwegssyndrom (SARS) und das Nahost-Atemwegssyndrom (MERS) wurden durch Coronaviren verursacht, welche ursprünglich Tiere (Fledermäuse und Zwischenwirte) infizierten.

Mit Recht wird gefordert, vor allem den Konsum von Tieren aus der Massentierhaltung, als maßgebliche Brutquelle von Seuchen und Krankheiten, zu überdenken und einzuschränken. Ein Verbot von Wildfleisch, das in China nach der Epidemie verhängt wurde, treffe nicht den Kern des Problems (Jacob et al., 2020).

In der Menschheitsgeschichte gibt es regelmäßig Seuchen. Einige besonders bekannte Beispiele: Die Pest tötete im Mittelalter ein Drittel der europäischen Bevölkerung. Die spanische Grippe 1918 kostete etwa 40 Millionen oft junge Menschen weltweit das Leben; der Ursprung des Virus war Geflügel (Taubenberger, 2006). Schweine sind inzwischen auch ein Herd von neuen Grippeviren, daher der Name „Schweinegrippe". Die gewöhnliche Grippe tötet jedes Jahr weltweit zwischen 250 000 und 500 000 Menschen. Und das ohne Verschwörungstheorien und Biotechnologie.

2.2 Virus-Varianten

Virus-Varianten entstehen durch Mutationen des Virus bei der Vervielfältigung. Eine Mutation ist eigentlich ein Fehler, der im Erbgut entsteht, und für den jeweiligen Organismus oft keine Auswirkung hat. Manchmal sorgt die Mutation aber auch für eine neue Eigenschaft, die von Vor- oder Nachteil sein kann. Im Falle eines Virus kann eine Mutation beispielsweise dazu führen, dass dieses hitzestabiler, ansteckender oder gefährlicher wird. Solch eine Mutante kann sich deutlich schneller ausbreiten. Mutationen, die schlechte Eigenschaften hervorrufen, sind ebenso häufig, fallen jedoch kaum auf, da sie durch die stärkeren Varianten verdrängt werden.

Impfungen erhöhten den Selektionsdruck des Virus, die Wahrscheinlichkeit für neue Virusvarianten steigt zunächst an. Langfristig sorgt eine verbreitete Impfung aber dafür, dass das Virus insgesamt seltener wird und somit auch Mutationen unwahrscheinlicher werden.

Von SARS-CoV-2 sind bereits zahlreiche Mutationen im Umlauf. Diese werden nach ihrer Gefährlichkeit eingestuft. Als „besorgniserregend" („Variants of Concern") gelten derzeit folgende Virusvarianten (BzgA, 2021; WHO, 2021):

Alpha (B.1.1.7): Die Alpha-Variante wurde erstmals im September 2020 in Großbritannien entdeckt. Sie ist ansteckender als das ursprüngliche Virus und geht möglicherweise mit einer erhöhten Sterblichkeit einher. Diese Variante war für die dritte Infektionswelle in Deutschland im Frühling 2021 verantwortlich.

Beta (B.1.351): Die im Mai 2020 zuerst in Südafrika gefundene Beta-Variante ist vermutlich ansteckender als das ursprüngliche Virus. Eine durchlaufene Infektion und Impfungen schützen vermutlich weniger gut vor einer (erneuten)

Infektion. Die Beta-Variante ist in Deutschland kaum verbreitet.

Gamma (P.1): Die Gamma-Variante ist im November 2020 zuerst in Brasilien aufgetaucht. Die Eigenschaften ähneln denen der Beta-Variante.

Delta (B.1.617.2): Die Delta-Variante, die im Oktober 2020 zuerst in Indien identifiziert wurde, ist deutlich ansteckender als das ursprüngliche Virus und die Alpha-Variante. Das Delta-Virus breitet sich daher weltweit extrem schnell aus und ist inzwischen in Deutschland vorherrschend. Impfungen schützen vor einer Infektion mit der Delta-Variante deutlich schlechter als vor der Alpha-Variante, aber sie verhindern gut einen schweren Verlauf

Die Delta-Variante ist nahezu so ansteckend wie die Masern – die infektiöseste bekannte Erkrankung weltweit. Trotz Impffortschritts schnellen die Infektionen in vielen Ländern in die Höhe. Das Virus ist im Gegensatz zum ursprünglichen Virus hitzeresistent und verbreitet sich auch im Sommer sehr schnell, auch im Freien. Im Winter, wenn sich die Menschen häufiger in Innenräumen aufhalten, wird sich dies noch verstärken (Gretler und Lacqua, 2021).

Personen, die bereits mit dem alten Virus erkrankt waren, können mit der Delta-Variante erneut erkranken.

Generell ist die Delta-Variante so gefährlich und ansteckend, dass sie kaum mehr zu toppen ist. Daher dürfte sich die Lage bis zum nächsten Sommer 2022 beruhigen – entweder aufgrund der Impfungen oder aber der zunehmenden Zahl an Genesenen. Es wird zwar keine echte Herdenimmunität geben, aber die Erkrankung wird an Aggressivität und Häufigkeit verlieren.

3. Wie wird das Virus von Mensch zu Mensch übertragen?

Die Übertragung des Coronavirus von Mensch zu Mensch erfolgt wie bei anderen Atemwegserregern, einschließlich Influenza- (Grippe) und Rhinoviren (Erkältung), unter anderem durch **Tröpfcheninfektion** beim Husten und Niesen. Daneben hat die Infektion über **Aerosole** eine große Bedeutung. Eine **Schmierinfektion** (Kontaktinfektion über die Hände) ist ebenfalls möglich.

3.1 Tröpfchen- und Schmierinfektion

Lange glaubte man fälschlicherweise, dass das Virus nur über Tröpfchen verbreitet wird, die von Infizierten über Mund und Nase ausgeschieden werden, z. B. beim Niesen, Husten oder Sprechen. Die Tröpfchen werden dabei direkt auf andere Personen geschleudert. Um sich über eine Tröpfchen-infektion zu infizieren, müssen zwei Menschen in der Regel relativ nah beieinanderstehen, da die abgegebenen Tröpf-chen relativ schnell zu Boden fallen. Beim Husten kann ein Viruspartikel allerdings bis zu fünf Meter weit geschleudert werden, bei Niesen sogar bis zu acht Meter – abhängig von Luftfeuchtigkeit, Temperatur und Luftbewegungen. Die Tröpfchen können direkt in Nase, Mund oder Augen landen, eingeatmet werden oder an der Hand haften und damit zu einem dieser Eintrittsorte gelangen (Gale, 2020).

Bereits wenige Minuten enger Kontakt (weniger als 1,5 Meter) mit einer infizierten Person geht mit einem hohen Risiko für eine Virusübertragung einher. Bei jemandem, der hustet oder niest, kann bereits ein flüchtiger Kontakt ausreichend sein. Dies betrifft vor allem die neue, viel infektiösere Delta-Variante.

Alternativ landen die Tröpfchen auf Oberflächen und werden dann von anderen Menschen aufgenommen. Diese infizieren sich, indem sie ihr Gesicht berühren (Schmierinfektion). Hieraus ergab sich die Bedeutung des Händewaschens.

Bei Zimmertemperatur überlebt das Virus ca. 24 Stunden auf Karton, 48 Stunden auf Edelstahl und 72 Stunden auf Plastik. Auf einer Oberfläche mit Proteinspuren, wie z. B. Schleim, überlebte das Virus sogar vier Tage lang. Die Standard-desinfektion tötet es jedoch ab, ebenso wie Sonnenlicht (Gale, 2020).

Viren können sich neben Tröpfchen auch an andere Partikel wie Staub und Luftverunreinigungen anheften und sich so über die Luft verbreiten. Wenn sich diese Partikel absetzen, können sie Oberflächen kontaminieren. Wird diese Oberfläche angefasst, ist eine Infektion über Mund, Nase oder Augen möglich (Gale, 2020). Auch das Einatmen dieser Partikel kann eine Infektion verursachen.

Insgesamt scheint die Schmierinfektion bei SARS-CoV-2 jedoch eine untergeordnete Rolle zu spielen.

3.2 Aerosole

Inzwischen ist gut belegt, dass die Ansteckung über Virus-Aerosole eine mindestens ebenso wichtige und noch gefährlichere Rolle spielt als die Tröpfcheninfektion. Aerosole sind kleinste virushaltige Schwebeteilchen, die beim Atmen, Sprechen, Husten und Niesen abgegeben werden. Sie sind so leicht, dass sie kaum zu Boden sinken, sondern in der Luft verbleiben. Aerosol-Tröpfchen mit einem Durchmesser von weniger als 4 Mikrometern sinken innerhalb von acht Minuten nur 30 Zentimeter in Richtung Boden – unter Laborbedingungen, d. h. bei ruhiger Umgebung (RKI, 2020; Götze, 2020a, b; Beigel, 2020).

Virus-Aerosole können weit über drei Stunden in der Luft schweben und sich überall hin verbreiten (van Doremalen *et al.*, 2020). Die Ansteckung über Aerosole ist daher auch über größere Distanzen möglich. In Innenräumen ohne ausreichende Belüftung und Luftfilterung halten sie sich besonders lange in der Luft (Gale, 2020). Auf diese Weise können sie zu den sogenannten „Superspreader-Events" führen, bei denen eine einzelne infizierte Person eine Vielzahl anderer Personen ansteckt. So geschah es beispielsweise bei Karnevalssitzungen, Gottesdiensten, Chorproben, Familienfeiern und in Schlachtbetrieben. Lautes Singen, Schreien und laute, feuchte Aussprache sind dabei ähnlich wirkungsvoll wie Husten und Niesen und erzeugen besonders viele Aerosole. Singen ist dabei aber nicht unbedingt problematischer als Sprechen oder Atmen, entscheidend ist die Lautstärke. Lautes Singen und Sprechen (90-100 dB) erzeugt 20- bis 30-mal so viele Virus-Aerosole wie Sprechen und Singen in normaler Gesprächslautstärke (50-60 dB) (Gregson *et al.*, 2021).

So berichtet die *Los Angeles Times* von einer Chorprobe in den USA im März: Niemand war erkrankt und hustete, man hielt die Abstandregeln ein. Dennoch infizierten sich 45 Menschen, zwei davon verstarben (Read, 2020). Ähnliches passierte in Deutschland.

Je nach Viruslast der infizierten Person gelangen in einer Minute lauten Sprechens ca. 1000, im Extremfall sogar bis zu 100 000 virenhaltige Partikel in die Luft. An diesen Aerosolen haften nicht nur Teile der Viren-RNA, sondern auch komplette Lebendviren (Stadnytskyi *et al.*, 2020).

Besonders problematisch ist eine lange Verweildauer im geschlossenen Raum. Schon durch eine infizierte Person kann innerhalb von Minuten ein ganzer Raum voll mit Aerosolen sein. Je mehr Personen im Raum sind und je mehr Bewegung vorhanden ist, desto schneller verbreiten sich die

Aerosole. Besonders ungünstig sind Räume mit geschlossener Belüftung oder Klimaanlage, wie beispielsweise Bahnen, Restaurants und Großraumbüros. Unter freiem Himmel ist die Ansteckungsgefahr über Aerosole dagegen deutlich niedriger (RKI, 2020; Götze, 2020a, b; Beigel, 2020).

Laut Robert-Koch-Institut gelten folgende Personen als enge Kontaktperson eines Erkrankten, die ein hohes Risiko haben sich zu infizieren (RKI, 2021b):

1. Personen mit mindestens 10-minütigem engen Kontakt (<1,5 m) ohne Schutz durch korrekt getragene Maske (bei Fall UND Kontaktperson). (Diese Regel beruht auf der Erfahrung mit dem Alpha-Virus und ist wohl nicht ausreichend für das Delta-Virus; hier kann eine Infektion viel schneller erfolgen.)

2. Personen, mit denen – bei geringem Abstand <1,5 m, unabhängig von der Dauer – ohne Schutz durch korrekt getragene Maske (bei Fall UND Kontaktperson) ein Gespräch geführt wurde oder Personen, die direkten Kontakt (mit respiratorischem Sekret, z. B. Husten, Niesen, Küssen) hatten.

3. Personen, die sich >10 Minuten bei wahrscheinlich hoher Konzentration infektiöser Aerosole im selben Raum aufgehalten haben, unabhängig vom Abstand, auch bei korrekt getragener Maske. Dies betrifft beispielsweise auch Personen, die gemeinsam in Innenräumen feiern, singen oder Sport treiben.

3.3   Zwei Infektionswege – Mund-Nase-Rachen oder Lunge

Erster Infektionsweg über Tröpcheninfektion in den oberen Atemwegen (Mund-Nase-Rachen-Raum): Die übliche Eintrittspforte für Viren sind die Schleimhäute von Mund und Nase. Nach dem Kontakt mit infizierten Tröpfchen können die Viren in die Schleimhautzellen von Nase und Mund eindringen und sich vermehren. Eine Unterkühlung ist ein wichtiger Auslöser von Virusinfekten, weil die Schleimhäute angreifbar werden. Von dort aus kann das Virus allmählich andere Organe und die Lunge infizieren. Da die Lunge und andere Organe gar nicht oder erst später infiziert werden, geht dieser Verlauf meist mit milderen Symptomen einher.

Zweiter Infektionsweg durch Aerosole in den unteren Atemwegen (Lunge): Bei dem gefährlicheren Infektionsweg gelangt das Virus über Aerosole direkt in die Lunge. Seinen Weg in die Lunge findet das Virus, indem es sich an die kleinen Aerosol-Partikel anheftet, die im Gegensatz zu den viel größeren Tröpfchen bis tief in die Lunge eingeatmet werden. Zigarettenrauch und Smog begünstigen diesen Effekt (Anbound, 2020).

Auf diesem Weg kann eine große Virusmenge direkt in die Atemwege gelangen, wenn ein infizierter Mensch sein Gegenüber anhustet oder auch nur spricht oder singt. In der Lunge angekommen kann sich das Virus dort schnell vermehren, andere Organe befallen und einen schweren Krankheitsverlauf begünstigen (Gale, 2020).

Hierbei sind bestimmte Risikogruppen besonders gefährdet: Personen mit Bluthochdruck, Übergewicht und Lungenerkrankungen sowie Raucher haben in der Lunge und auch in anderen Organen sehr viel mehr ACE2-Rezeptoren

(Radzikowska *et al.*, 2020). Das ist der Rezeptor, an dem das Coronavirus mit seinem Bindungsprotein andockt und über den es in die Zelle gelangt. Übrigens haben Kinder sehr wenige dieser Rezeptoren, während Männer deutlich mehr als Frauen haben.

Die Übertragung über Aerosole erklärt die regelmäßigen Massenausbrüche bei Gottesdiensten mit Singen, Chorproben oder weltweit in der Fleischindustrie. Klimaanlagen und geschlossene Belüftungssysteme begünstigen diese Verbreitung.

Die Viruslast, also die Menge der aufgenommenen Viren bei einer Infektion, und der Aufnahmeweg sind neben dem Immunsystem wichtige Faktoren für den Krankheitsverlauf. Daher ist es sehr wichtig, die Abstandsregel von mindestens 1,5 Metern einzuhalten, Masken zu tragen und stark besuchte Innenräume möglichst zu meiden.

Die Erkenntnis, dass sich Virus-Aerosole stundenlang in der Luft halten und verbreiten können, war übrigens nicht neu, denn man wusste dies bereits seit der ersten Corona-Epidemie SARS (Doremalen *et al.*, 2020). Zahlreiche Studien belegen den Nutzen von FFP2 und OP-Masken zum Schutz des medizinischen Personals, nicht nur des Patienten.

4. COVID-19 – Was sind die Symptome?

Die Inkubationszeit von COVID-19 beträgt im Durchschnitt 5-6 Tage, aber reicht von 2–14 Tagen (Xin *et al.*, 2021). Ein frühes Einsetzen der Symptome deutet auf eine große Viruslast bei Infektion und einen schwereren Krankheitsverlauf hin.

Die durchschnittliche Zeit bis zur Infektiosität beträgt einer chinesischen Studie zufolge 4,0 Tage, während die Inkubationszeit, also die Zeit bis zum Einsetzen der Symptome, durchschnittlich bei 5,8 Tagen liegt (Kang *et al.*, 2021). Der Infizierte ist demnach bereits zwei Tage vor Symptombeginn ansteckend, **die höchste Infektiosität besteht am Tag vor dem Symptombeginn.** Daher sind Masken so wichtig, wenn das Virus umgeht.

Die meisten Menschen werden nicht durch symptomatisch Erkrankte, sondern durch Personen angesteckt, die noch keine Symptome entwickelt haben. Übrigens sind die Corona-PCR-Tests zwar zuverlässig, aber sie sind erst nach der Inkubationszeit und kurz vor Symptombeginn positiv. Einen Test direkt nach einem Kontakt zu machen, ist daher sinnlos.

Ein großer Teil der Infektionen mit SARS-CoV-2 verläuft symptomlos oder mit milden Symptomen, wobei sich der Anteil der symptomlosen Krankheitsverläufe mit Verbreitung der Delta-Variante stark reduziert hat. Als „mild" wird ein Krankheitsverlauf ohne schwere Symptome wie Lungenentzündung bezeichnet, bei dem kein Krankenhausaufenthalt notwendig ist. War bei der ursprünglichen Alpha-Variante ein milder Krankheitsverlauf noch recht harmlos, so ist dieser bei der Delta-Variante meist mit starken Erkältungssymptomen und einem etwa zwei Wochen langen starken Krankheitsgefühl, extremer Schwäche und Bettlägerigkeit verbunden. Auch gesunde und jüngere Personen haben wesentlich schwerere Verläufe als beim Alpha-Virus. Dies passiert nun sogar im Sommer, wo das Alpha-Virus meist nur Infektionen ohne jegliche Symptome auslöste. Normalerweise sind die Verläufe im Winter wesentlich gravierender – dann wird sich die ganze Gefährlichkeit des Delta-Virus erst offenbaren.

Bei dem ursprünglichen Virus zählten Fieber und Husten zu den häufigsten Symptomen. Auch der Verlust des Geruchs- und Geschmackssinns – ein besonders COVID-spezifisches Frühsymptom – trat häufig auf. Mit der Delta-Variante haben sich die Symptome jedoch gewandelt und gleichen zu Beginn mehr einer typischen Erkältung. Kopfschmerzen, Halsschmerzen und Schnupfen gehören nun zu den häufigsten COVID-19-Symptomen. Gerade jüngere Personen, bei denen die Infektion nur schwach ausgeprägt ist, können sie anfangs daher mit einer einfachen Erkältung oder auch Heuschnupfen verwechseln (Nordbayern, 2021; Roberts, 2021; Zoe COVID-Study, 2021).

Die häufigsten COVID-19-Symptome 2021 sind (CDC, 2021):

- Kopfschmerzen
- Halsschmerzen
- Schnupfen
- Fieber
- Husten (trocken)
- Atemnot/Kurzatmigkeit
- Müdigkeit
- Muskelschmerzen
- Verlust des Geruchs-/Geschmackssinns
- Übelkeit, Erbrechen

- Durchfall
- Lungenentzündung

Weitere Symptome können sein: Appetitlosigkeit, Gewichts-
verlust, Bauchschmerzen, Bindehautentzündung, Hautaus-
schlag, Lymphknotenschwellung, Apathie (Teilnahmslosig-
keit), Somnolenz (Benommenheit) (RKI, 2020).

Der britischen Zoe COVID-Study (2021) zufolge sind die
häufigsten COVID-19-Symptome bei Ungeimpften:

1. Kopfschmerzen
2. Halsschmerzen
3. Schnupfen
4. Fieber
5. Husten

Auch bei Geimpften kann es zu Erkrankungen kommen. Dies
ist bei mRNA-Impfstoffen allerdings selten. Schwere Erkrankungen treten bei Geimpften so gut wie nie auf. Die fünf
häufigsten Symptome bei zweifach Geimpften sind:

1. Kopfschmerzen
2. Schnupfen
3. Niesen
4. Halsschmerzen
5. Verlust des Geschmackssinns

Auch wenn die Symptome ähnlich klingen, sind sie in ihrer
Ausprägung sehr unterschiedlich. Die Impfung mit mRNA-
Impfstoffen sorgt fast immer für sehr milde Verläufe. Bei
Geimpften lassen die Symptome noch stärker an eine
einfache Erkältung denken. Dies ist besonders tückisch, da
Geimpfte noch weniger damit rechnen infiziert zu sein, aber
eine ebenso hohe Viruslast wie Ungeimpfte entwickeln und
das Virus und die Erkrankung so verbreiten können.

Die Häufigkeit der COVID-19-Symptome unterscheidet sich zwischen Studien und abhängig von der Erhebungs-methode. Da sich die Symptome von COVID-19, Grippe und Erkältung ähneln, ist eine sichere Diagnose nur über einen Rachenabstrich möglich (Struyf *et al.*, 2020; Blasius, 2020).

Tab. 1: COVID-19-Symptome der Delta-Variante im Vergleich zu den typischen Symptomen bei Grippe und Erkältung (nach: APA/WHO, CDC, Zoe COVID-Study)

Symptome	COVID-19	Grippe	Erkältung
Fieber	häufig	häufig	selten
Husten	häufig (trocken)	häufig (trocken)	wenig
Kopfschmerzen	häufig	häufig	selten
Halsschmerzen	häufig	manchmal	häufig
Schnupfen	häufig	manchmal	häufig
Verlust von Geruchs- und Geschmackssinn (ohne Schnupfen)	manchmal	nein	nein
Gliederschmerzen	manchmal	häufig	häufig
Müdigkeit	manchmal	häufig	manchmal
Niesen	manchmal	nein	häufig
Kurzatmigkeit	manchmal	nein	nein
Magen-Darm-Symptome	manchmal	nein	nein

Quelle: APA/WHO, CDC, WELT

Manche Patienten entwickeln nach einigen Tagen eine Kurzatmigkeit. Spezifisch für COVID-19 sind außerdem ernie-drigte Leukozyten- und Lymphozytenzahlen im Blutbild. Allerdings sind die Krankheitsverläufe so vielfältig und unspezifisch, dass sich diesbezüglich keine allgemeingültige Aussage treffen lässt.

Bei schweren und kritischen Fällen kann die Krankheit zu einer schweren Lungenentzündung, Atemversagen, Thrombosen, einem septischen Schock sowie einer Funktionsstörung oder einem Versagen mehrerer Organe führen.

Die Kategorisierung der Symptome erfolgt nach folgenden Kriterien:

- **Leichte Fälle:** Patienten ohne Lungenentzündung bzw. mit leichter Lungenentzündung

- **Schwere Fälle:** Patienten mit Kurzatmigkeit, einer Atemfrequenz von mind. 30/Minute, einer Sauerstoffsättigung des Blutes von max. 93 %, einem Oxygenierungsindex von unter 300 und/oder Lungeninfiltraten von über 50 % innerhalb von 24–48 Stunden

- **Kritische Fälle:** Patienten mit Atemversagen, septischem Schock und/oder Funktionsstörung bzw. Versagen mehrerer Organe

4.1 COVID-19 – Eine Multiorgan-Erkrankung

COVID-19 ist eine Multiorgan-Erkrankung. Das bedeutet, dass fast alle Organe betroffen sein können. Wichtige Erkenntnisse hierzu liefern Autopsien von COVID-19-Verstorbenen. Neben der Lunge sind die Erreger häufig auch in Nieren, Gehirn, Leber, Herz und Rachen zu finden. Dabei bestand ein Zusammenhang zwischen dem Virusbefall von Organen und dem Bestehen mehrerer Vorerkrankungen (Puelles *et al.*, 2020).

Das Herz-Kreislauf-System scheint von COVID-19 besonders betroffen zu sein. Auf der einen Seite gehen bestehende Herz-Kreislauf-Erkrankungen mit einem erhöhten Sterblichkeitsrisiko durch COVID-19 einher. Auf der anderen Seite scheint COVID-19 die Entwicklung von Herz-Kreislauf-Störungen zu fördern, z. B. Herzerkrankungen, Thromboembolien oder Herzmuskelentzündungen.

Das Virus verursacht eine systemische Endothelitis – eine Entzündung der Endothelzellen der Blutgefäße in Herz, Hirn, Lunge, Nieren und Darm. Dies führt zu schweren Durchblutungsstörungen, was zu Herzschäden, Lungenembolien, Gefäßverschlüssen in Hirn und Darm, Multiorganversagen und sogar zum Tod führen kann (Varga *et al.*, 2020). Zudem können neurologische Symptome bzw. Komplikationen auftreten und auch dermatologische Symptome scheinen möglich. Dabei werden die größten Schäden durch die Fehlreaktion des Immunsystems verursacht.

Mitochondriale und endotheliale Dysfunktion

Die SARS-CoV-2-Infektion und das Spike Protein verursachen eine mitochondriale und endotheliale Dysfunktion (Lei *et al.*, 2021). Das Spike Protein beschädigt direkt die Mitochondrien, die Energiekraftwerke unserer Körperzellen. Die mitochondrialen Schäden führen zur vermehrten Produktion von freien Radikalen, was auch in einer Dysfunktion der Endothelzellen resultiert. Das Endothel ist die Zellschicht, die die Blutgefäße von innen auskleidet und erfüllt eine Vielzahl wichtiger Funktionen.

Die mitochondrialen und endothelialen Schäden sind auch bei Long Covid von zentraler Bedeutung und tragen zu den Symptomen (u.a. Fatigue) bei. Auch nach einer Impfung gegen COVID-19 kann bei einigen eine vorübergehende mitochondriale Dysfunktion entstehen. Zur Behebung des

Problems ist auch die Regulierung der Mastzellen notwendig (siehe Kapitel 7.4).

Eine Studie betont die Bedeutung des Spike-Proteins für COVID-19. Die Spike-Proteine sitzen auf der Oberfläche des Coronavirus, docken an das körpereigene Protein ACE2 in der Zellmembran an und dringen so in die Körperzellen ein. ACE2 hat vielfältige Aufgaben und eine Schutzwirkung im Herz-Kreislauf-System. Das Protein ist beispielsweise zuständig für die molekulare Signalübertragung zu den Mitochondrien. Zudem ist ACE2 ein wichtiger Teil des Renin-Angiotensin-Aldosteron-Systems (RAAS), das u. a. den Blutdruck reguliert. Die Spike-Proteine des Coronavirus binden an ACE2 und „belegen" diese, so dass dessen eigentliche Aufgaben verhindert werden (Lei *et al.*, 2021).

Für die Studie erschufen Lei und Kollegen (2021) ein Pseudovirus, das kein virales Erbgut enthält, aber die klassische Außenhülle mit Spike-Proteinen aufweist. Das Pseudovirus wurde Hamstern injiziert, bei denen es Schäden an Arterien und in der Lunge verursachte. Neben Endothel-schäden waren auch die Mitochondrienfunktion beeinträchtigt und die eNOS-Aktivität reduziert, was zur verminderten Bildung des blutgefäßerweiternden NO (Stickstoffmonoxid) führt.

Das Spike-Protein ist somit nicht nur für die Infektion relevant, sondern kann auch selbst auf zellulärer Ebene, u. a. am Gefäßsystem, große Schäden verursachen. Dies könnte erklären, warum COVID-19 eine Multisystemerkrankung ist und zu Komplikationen in vielen Organen und z. B. auch zu Schlaganfällen führen kann. Die Forscher der Studie gehen aufgrund ihrer Erkenntnisse sogar so weit, COVID-19 nicht als Atemwegserkrankung, sondern als Gefäßerkrankung zu bezeichnen (Cereceda, 2021).

4.2   Testmöglichkeiten

PCR-Test

Kein medizinischer Test ist perfekt. Doch PCR-Tests bieten das zuverlässigste Ergebnis bei der Testung auf eine COVID-19-Erkrankung. Als Probe dient ein Nasen- oder Rachenabstrich, der durch medizinisches Personal entnommen und im Labor auf SARS-CoV-2-Viren untersucht wird. Durch das PCR-Verfahren (polymerase chain reaction) können auch sehr kleine Virusmengen erkannt werden. Das Ergebnis liegt meist innerhalb von 24 Stunden vor.

Antigen-Schnelltest und Selbsttest

Antigen-Schnelltests liefern ein Ergebnis innerhalb von 15 Minuten direkt vor Ort. Der Test kann durch medizinisches Personal oder auch selbst durchgeführt werden. Auch hier wird ein Nasen- oder Rachenabstrich genommen.

Antigen-Schnelltests sind deutlich weniger zuverlässig als allgemein angenommen wird und somit vermutlich eher schädlich als nützlich.

Im Rahmen einer Studie der Universität Würzburg wurden über 5000 Patienten des Klinikums Würzburg Mitte parallel per PCR-Test und per Antigen-Schnelltest auf COVID-19 getestet. Durch den Schnelltest wurden nur 43 % der Infizierten erkannt – über die Hälfte blieb unerkannt. Die Sensitivität (also die Wahrscheinlichkeit, dass eine infizierte Person erkannt wurden) war stark abhängig von der Viruslast der getesteten Person, je höher die Viruslast, desto eher war der Schnelltest positiv (Wagenhäuser *et al.*, 2021).

Die hohe Sensitivität der Schnelltests bei hoher Viruslast hat immerhin das Gute, dass potenzielle Superspreader aus dem

Verkehr gezogen werden können. Die falsch-negativen Tests geben der getesteten Person jedoch eine falsche Sicherheit und können dazu führen, dass sich Infizierte nicht mehr an die Schutzmaßnahmen wie Abstandhalten oder Masken-tragen halten und – auch bei geringer Viruslast – das Virus weiterverbreiten. Als zentrale Schutzmaßnahme sind die Schnelltests daher alles andere als geeignet.

Da auch falsch-positive Ergebnisse bei den Schnelltests möglich sind, wird ein positiver Schnelltest immer durch einen PCR-Test bestätigt, bevor die Diagnose COVID-19 sicher ist und die Quarantäne angeordnet wird.

5. Wie gefährlich ist COVID-19 wirklich?

Das ursprüngliche Virus SARS-CoV-2 war für Gesunde meist nicht gefährlicher als andere Atemwegsviren. Mit über 80 % zeigten die meisten Fälle von COVID-19 eine milde Verlaufsform. Inzwischen hat sich die Situation mit Auftreten der Delta-Variante erheblich geändert. Erste Studien und Erfahrungswerte zeigen, dass die Delta-Variante deutlich gefährlicher als die Alpha-Variante ist. Sie ist nicht nur viel ansteckender, sondern auch die Krankheitsverläufe sind schwerer geworden. Als „milde Infektion" gilt ein Krankheitsverlauf ohne Lungenentzündung, der dennoch mehrere Wochen andauern und wie eine schwere Grippe verlaufen kann und zudem häufig zu Long Covid führt.

Das Virus SARS-CoV-2 ist zudem besonders infektiös – ganz besonders die Delta-Variante – und kann vor allem für Menschen mit Vorerkrankungen potenziell tödlich sein. Auch wenn die Impfungen einen wirksamen Schutz bieten, gibt es unter Geimpften zahlreiche Krankheitsfälle und sogar schwere Krankheitsverläufe, die im Krankenhaus behandelt werden müssen. In Großbritannien waren im Juli 2021 40 % der Corona-Patienten in Krankenhäusern ein- oder zweimal geimpft (Volkery, 2021). Allerdings sind hier vor allem die einmalig Geimpften betroffen, wie eine weitere britische Studie aus dem Frühjahr 2021 ergab (Twohig *et al.*, 2021). In der Studie waren 74 % der Patienten in Krankenhäusern ungeimpft, 24 % unvollständig geimpft und nur 2 % vollständig geimpft. Eine Impfung bietet somit einen guten Schutz vor einer schweren Erkrankung, während vor allem Ungeimpfte häufig im Krankenhaus behandelt werden müssen.

Zu berücksichtigen ist bei den Zahlen aus England vor allem,

1. dass dort überwiegend AstraZeneca, ein relativ schlechter Impfstoff, verimpft wurde,
2. dass die Maskenpflicht aufgehoben wurde,
3. dass viele Geimpfte sich für unverwundbar hielten und voll ins Partyleben stürzten.

Ähnliches geschah in Israel, allerdings mit dem besseren BioNTech-Impfstoff.

Sehr viele Impfdurchbrüche sind so zu erklären: Wenn die Virusmenge bei der Infektion hoch ist – das ist der Fall, wenn Leute keine Masken mehr tragen und feiern –, hält der durch Impfung oder Genesung induzierte Schutz nicht, denn die Antiköpermenge kann eine Infektion mit einer hohen Viruszahl nicht verhindern.

Aus diesem Grund werden wir ohne Masken auch bei 2G-Regeln regelmäßig Masseninfektion erleben. Von einer Alpha-Infektion Genesene erkranken fast immer erneut mit dem Delta-Virus, nur sind die Krankheitsverläufe abgemildert.

Die Studie von Twohlig und Kollegen (2021) belegt zudem, dass die Delta-Variante deutlich gefährlicher ist als das ursprüngliche Virus. Die Wahrscheinlichkeit für eine Krankenhauseinweisung nach einer Infektion mit der Delta-Variante war mit dem 2,26-Fachen mehr als doppelt so hoch wie bei der Alpha-Variante (Twohig et al., 2021). Die Hospitalisierungsrate war mit 2,2 % bei der Alpha-Variante zwar ähnlich hoch wie bei der Delta-Variante mit 2,3 %, doch nach Bereinigung der Daten u. a. um das Alter und den Impfstatus der Patienten, welche sich erheblich unterschieden, ergab sich die deutliche Risikoerhöhung.

Bereits im Frühling und Sommer 2021 war die Hospitalisierungsrate mit dem Delta-Virus deutlich höher als beim Alpha-Virus, zu einem Zeitpunkt, zu dem die Gefährlichkeit des Virus normalerweise stark reduziert ist. Betroffen sind nun (aufgrund der Impfungen der Älteren) vor allem Jüngere, die bei der Alpha-Variante im Sommer 2020 so gut wie nie ins Krankenhaus mussten. **Aus den vorhandenen Daten kann man schließen, dass das Delta-Virus drei- bis fünfmal gefährlicher ist als die Alpha-Variante.** Hierzulande wird dieser Effekt jedoch durch eine hohe Impfquote der Risikogruppen und Kontaktbeschränkungen der Ungeimpften in Bezug auf die Sterblichkeit abgemildert.

Weltweit gibt es mittlerweile etwa fünf Millionen Tote zu beklagen, die mehrheitlich auch tatsächlich an COVID-19 verstarben. In ärmeren Ländern sind die meisten Menschen ohne einen Corona-Test verstorben und tauchen damit in der offiziellen Statistik nicht auf. Nach neuesten Schätzungen könnten global bis zu 13,7 Millionen Menschen zusätzlich dem Virus zum Opfer gefallen sein (The Economist, 2021). Diese Daten beruhen auf der Berechnung der Übersterblichkeit. Unklar bleibt im Vergleich dazu, wie viele Menschen bisher an den indirekten Folgen der Pandemie, insbesondere an Hungersnöten, verstorben sind.

Bei einer gemeinsamen Online-Pressekonferenz des Bundesverbandes Deutscher Pathologen, der Deutschen Gesellschaft für Pathologie und der Deutschen Gesellschaft für Neuropathologie und Neuroanatomie berichtete Johannes Friemann am 20. August 2020 (Ärzteblatt, 2020): „In mehr als drei Viertel der Obduktionen konnte die COVID-19-Erkrankung als wesentliche oder alleinige zum Tode führende Erkrankung dokumentiert werden." Ohne die Erkrankung hätten die Betroffenen noch einige oder auch viele Jahre gut leben können. Stattdessen mussten viele unter schrecklichen

Umständen isoliert auf einer Intensivstation ohne Angehörige versterben.

5.1 Die Sterblichkeitsrate

Die Sterblichkeit durch COVID-19 in einzelnen Ländern variiert sehr stark und liegt in Mexico beispielsweise bei 7,6 %, in der Türkei dagegen bei unter 1 %, was absurd niedrig ist (Worldometer, 2021, Stand: 30.09.2021). Dies lässt sich durch verschiedene Faktoren erklären. Neben der Altersstruktur der Bevölkerung und dem Anteil an Risikopatienten spielt auch die Politik eine große Rolle: Ist eine korrekte Erfassung politisch erwünscht oder nicht? Weiterhin ist selbstverständlich das Gesundheitssystem entscheidend, beispielsweise die Ausstattung der Krankenhäuser mit Betten, Material (z. B. Beatmungsgeräte) und Personal. Aber auch die Teststrategie hat einen großen Einfluss. Denn je mehr COVID-19-Tests durchgeführt werden, desto mehr (mild verlaufende) Infektionen werden aufgedeckt, was die Sterblichkeitsrate statistisch sinken lässt (MPG, 2021).

Leider sind die Symptome bei COVID-19 so unspezifisch, dass die Infektionsraten deutlich höher liegen als aufgrund bestätigter Testergebnisse bekannt ist. Tatsächlich gibt es sehr viel mehr mild oder symptomlos verlaufende COVID-19-Infektionen als offiziell diagnostiziert werden. Schätzungen zufolge wurden in China nur etwa 5 % aller Fälle diagnostiziert und erfasst (Read *et al.*, 2021).

Die Dunkelziffer der Infektionen mit dem Coronavirus in Deutschland ist im letzten Jahr allerdings deutlich zurückgegangen. Betrug sie im Mai 2020 noch 90 %, so liegt sie derzeit je nach Studie bei 30 % bzw. 42 % (Uni Lübeck, 2021; Gutenberg COVID-19-Studie, 2021). Dies liegt zum einen an der vermehrten Testung, zum anderen an der Verbreitung der Delta-Variante, die viel seltener symptomlos verläuft.

Land	Anteil tödlich verlaufender COVID-19-Fälle*	Geschätzte tatsächliche Todesrate aufgrund von Antikörpertests
China	5,1 %	0,27 % (Read *et al.*, 2021)
Italien	3,0 %	
Großbritannien	2,7 %	0,6 % (Ward *et al.*, 2020)
Deutschland	2,4 %	0,36 % (Streeck *et al.*, 2020)
Südkorea	1,3 %	

*Bei den Prozentangaben handelt es sich um eine kumulative Zahl. Das bedeutet, dass alle Infektionen seit Beginn der Pandemie berücksichtigt werden – auch diejenigen vor Beginn der verbreiteten Testungen, als die Dunkelziffer noch sehr hoch war.

Im Rahmen einer Studie wurde im Zeitraum vom 20.06. bis 13.07.2020 bei 100 000 zufällig ausgewählten Erwachsenen aus England ein Antikörper-Test durchgeführt, um Personen zu identifizieren, die bereits eine COVID-19-Infektion hinter sich hatten. London wies mit 13 % die höchste Rate an Antikörper-Positiven im Land auf (Ward *et al.*, 2020). Setzt man dies in Verbindung mit der Einwohnerzahl Londons (8 982 000, Stand 2019) sowie der Zahl COVID-19-Toter (6885, Stand 17.08.2020), so ergibt sich eine Sterberate von „nur" 0,6 % (Ward *et al.*, 2020). Schätzungen für China liegen sogar noch niedriger bei 0,2–0,3 %.

Diese Zahl wird bestätigt durch die Übersichtsstudie von Ioannidis, die Ergebnisse von 61 Studien berücksichtigte. Die durchschnittliche COVID-19-Todesrate lag demnach bei 0,27 %, variierte jedoch stark in Abhängigkeit des Standortes (Ioannidis, 2021).

Was zeigen uns diese Zahlen für Vergangenheit und Zukunft?

Die schlechte Nachricht: SARS-CoV-2 ist hochinfektiös und verbreitet sich rasant. Die tatsächlichen Infektionszahlen liegen deutlich höher als bekannt. Personen ohne Symptome waren die Hauptüberträger.

Das Delta-Virus ist wesentlich infektiöser. Menschen erkranken heftig. Die „neuen Symptomlosen" und damit wesentliche Überträger sind Genesene und Geimpfte, die in Menschenansammlungen keine Masken tragen.

Die gute Nachricht: Die Virusinfektion verlief in vielen Fällen mild und oft sogar unbemerkt. Die mit ca. 2,2 % (Worldometer, 2021, Stand 30.09.2021) relativ hohe Sterberate für Deutschland erklärt sich dadurch, dass längst nicht jede Infektion bekannt ist. Die tatsächliche Sterberate liegt deutlich niedriger bei etwa 0,3 %. Allerdings hinterlässt die Erkrankung nicht selten anhaltende, schwere Gesundheitsschäden (vgl. Long Covid, s. u.). Daher ist die Sterberate immer weniger das Maß aller Dinge.

Die beste Nachricht: Wir sind dem Virus nicht schutzlos ausgeliefert. Auch wenn eine Infektion möglicherweise nicht vermieden werden kann, so kann doch deren Verlauf positiv beeinflusst werden. Das Immunsystem und der Allgemeinzustand eines Infizierten spielen dabei eine entscheidende Rolle: Beides kann man selbst in kurzer Zeit entscheidend verbessern.

Beim Delta-Virus kann man sich mit Impfung und Maske sehr sicher fühlen. Wer auf beides verzichtet, wird mit höchster Wahrscheinlichkeit erkranken – oft auch schwer.

5.2 Long Covid: langfristige Folgen der Infektion

Eine Vielzahl von Symptomen kann noch lange nach der akuten SARS-CoV-2-Infektion auftreten und bei den Betroffenen zu langfristigen gesundheitlichen Einschränkungen führen. Dies beinhaltet einerseits Symptome, die nach der akuten Infektion fortbestehen sowie andererseits solche, die erst Wochen oder Monate nach der vollständigen Genesung neu auftauchen. Dieses Krankheitsbild wird als Long Covid bezeichnet. Long Covid kann sowohl Menschen mit schwerem COVID-19-Krankheitsverlauf als auch mit sehr leichter akuter Infektion betreffen, wobei Patienten mit schwererem Krankheitsverlauf ein höheres Risiko haben. Auch ein höheres Alter und Vorerkrankungen sind wichtige Risikofaktoren für das Auftreten von Long Covid, doch auch junge, gesunde Menschen und sogar Kinder können betroffen sein (Kron, 2020; Crook *et al.*, 2021; Eppinger, 2021).

Ebenso wie die akute Erkrankung, kann Long Covid verschiedene Organe und Systeme befallen, unter anderem das Atemsystem, das Herz-Kreislauf-System, das neurologische System, das Magen-Darm-System und das muskuloskelettale System.

Zu den bekannten Long Covid-Symptomen zählen (Crook *et al.*, 2021; Herzog, 2021):

- Anhaltende Müdigkeit und Erschöpfung (Fatigue), Einschränkung der körperlichen Leistungsfähigkeit
- Atemnot bei leichten Belastungen
- Herzanomalien
- Kopfschmerzen, Gelenk- und Muskelschmerzen
- Muskelschwäche
- Kognitive Probleme wie Konzentrationsstörungen, Gedächtnisprobleme und Wortfindungsstörungen
- Schlafstörungen
- Psychische Symptome wie Depressionen, Antriebsstörungen
- Anhaltende Geruchs- und Geschmacksstörungen
- Hormonelle Störungen, Haarausfall
- Magen-Darm-Beschwerden
- Erhöhtes Risiko für Diabetes mellitus, Thrombosen, Herzinfarkt

Bei einem großen Teil der Betroffenen bilden sich die Symptome innerhalb von Wochen bis Monaten (weitgehend) vollständig zurück. Etwa 10 % der Patienten haben jedoch auch ein halbes Jahr nach der Erkrankung weiterhin schwerwiegende Probleme. Dies betrifft vor allem Patienten mit schwerem COVID-19-Krankheitsverlauf. Diese weisen häufig irreparable strukturelle Organschäden auf, die zu dauerhaften gesundheitlichen Einschränkungen führen. Hier ist insbesondere – aber nicht nur – die Lunge betroffen. Die Lungenfunktion kann dauerhaft eingeschränkt sein, was die

Belastungsfähigkeit des Patienten deutlich einschränkt (Herzog, 2021).

Long Covid kann zur Berufsunfähigkeit führen und einfache tägliche Abläufe zur Herausforderung werden lassen. Neben körperlicher Erschöpfung tritt häufig auch mentale Erschöpfung auf (Herzog, 2021).

Wie häufig Long Covid ist, lässt sich nur schwer beurteilen. Die Angaben hierzu aus Studien variieren von ca. 10 % bis 96 % (für Symptome ca. drei Monate nach der Infektion) (Eppinger, 2021).

Eine Studie in Wuhan untersuchte den Gesundheitszustand von 1276 ehemaligen COVID-19-Patienten (Durchschnittsalter 59 Jahre) sechs Monate und ein Jahr nach der Genesung. Insgesamt hatten die Probanden sich innerhalb des Jahres körperlich gut erholt. Dennoch war der Gesundheitszustand schlechter als bei den Personen der Vergleichsgruppe, die nicht an COVID-19 erkrankt gewesen waren. Nach sechs Monaten litten noch 68 % der Patienten unter einem Folgesymptom ihrer COVID-Erkrankung, nach zwölf Monaten waren es noch 49 %. Einige der Symptome nahmen sogar mit der Zeit zu, so der Anteil der Patienten mit Atemnot (von 26 % auf 30 %) sowie mit Ängsten und Depressionen (von 23 % auf 26 %). 12 % der zuvor Beschäftigten hatten nach einem Jahr ihre Berufstätigkeit noch nicht wieder aufgenommen. Frauen waren häufiger von Long Covid-Symptomen betroffen als Männer (Huang *et al.*, 2021).

Von 143 Patienten einer weiteren Studie waren ca. zwei Monate nach Beginn der Symptome nur 18 Patienten frei von COVID-19-assoziierten Symptomen. Am häufigsten waren chronische Müdigkeit (Fatigue) und Atemnot (Dyspnoe) verbreitet. 44 % der Studienteilnehmer berichteten von einer verminderten Lebensqualität (Carfi *et al.*, 2020).

Eine Kohortenstudie untersuchte die langfristigen Folgen von COVID-19 anhand von 73.435 Patienten, die nicht im Krankenhaus behandelt wurden. Zu den COVID-19-Folgen innerhalb von sechs Monaten nach der Erkrankung zählten pulmonale, kardiovaskuläre, neurologische, psychiatrische, gastrointestinale und metabolische Störungen sowie ein stark erhöhtes Sterblichkeitsrisiko um 59 %. Die Patienten hatten beispielsweise ein erhöhtes Risiko, an Schlafstörungen zu leiden, Diabetes mellitus zu entwickeln, Blutgerinnsel zu bekommen oder einen Herzinfarkt zu erleiden. Auch nach milden Krankheitsverläufen wurden längerfristige Müdigkeit, Gedächtnisprobleme und Wortfindungsstörungen beobachtet (Siegmund-Schultze, 2021; Al-Aly, 2021). Letzteres wird durch eine aktuelle Studie untermauert:

Das Gehirn altert 10 Jahre durch eine schwere Infektion

In England nahmen 81.337 Personen an einem Intelligenztest teil. Davon waren 192 Personen aufgrund einer COVID-19-Erkrankung im Krankenhaus behandelt worden. 326 Personen hatten eine nachgewiesene Infektion, wurden jedoch nicht im Krankenhaus behandelt. Nach ihrer Genesung wiesen die infizierten Personen starke kognitive Defizite auf. Diese Defizite betrafen insbesondere Personen mit nachgewiesener Infektion. Für Patienten, die in stationärer Behandlung an ein Beatmungsgerät angeschlossen werden mussten, entsprach das gemessene Defizit einer Alterung des Gehirns um zehn Jahre bzw. einem um sieben Punkte niedrigeren Intelligenzquotienten. Sie hatten vor allem Schwierigkeiten beim logischen Denken und antworteten insgesamt langsamer (Hampshire *et al.*, 2021).

Wie die Erfahrungen inzwischen zeigen, können Long Covid-Symptome länger als ein Jahr andauern. Ob sie irgendwann vorübergehen oder langfristig bleiben werden, lässt sich noch nicht endgültig beurteilen.

Ursache von Long Covid

Zur Ursache der Long Covid-Beschwerden gibt es verschiedene Erklärungen. Eine Möglichkeit ist eine durch das Virus ausgelöste Autoimmunreaktion, die über die eigentliche Erkrankung hinaus anhält. Während der Erkrankung wird das Immunsystem hochgefahren, anschließend aber nicht wieder heruntergefahren (Langreth, 2021). Dies führt zu übermäßigen Entzündungsreaktionen mit Überaktivierung der Mastzellen und vermehrter Zytokin- und Histaminausschüttung. Personen mit einem Mastzell-Aktivierungssyndrom sind hierbei besonders betroffen (siehe Kapitel 7.4).

Eine weitere Möglichkeit ist, dass nach der Bekämpfung der Krankheit Viren im Körper verbleiben, die Entzündungsreaktionen hervorrufen. Dies erklärt, warum viele Genesene lange nach der eigentlichen Erkrankung noch positiv getestet werden (Langreth, 2021).

Einem dritten Szenario nach „versteckt" sich das Virus im Gewebe und taucht Wochen oder Monate später wieder auf – wie es von Herpesviren oder HIV bekannt ist (Langreth, 2021). Wahrscheinlich kommen alle drei genannten Theorien in unterschiedlichem Maße in der Realtität vor.

Auch Durchblutungsstörungen spielen vermutlich eine Rolle bei Long Covid. So ergab die Studie von Kubánková und Kollegen (2021) eine verminderte Flexibilität der roten Blutkörperchen, so dass diese die Blutgefäße schlechter passieren können. Dies könnte beispielsweise die starke Müdigkeit bei Long Covid erklären. Das Spike-Protein ist dafür maßgeblich verantwortlich. Ebenso tragen möglicherweise indirekte Effekte auf die Psyche, z. B. durch soziale Isolation, zu Long Covid bei (Siegmund-Schultze, 2021).

Die Ursachen des chronischen Erschöpfungssyndroms (Fatigue) sind meist vielfältig. Kleinere Schäden an verschiedenen Organsystemen führen in der Summe zu einer allgemeinen Erschöpfung (Herzog, 2021). Von zentraler Bedeutung sind hierbei die mitochondrialen und endothelialen Schäden, die durch die Infektion verursacht werden. Insbesondere die chronische Müdigkeit bei Long Covid dürfte direkt mit einer Fehlfunktion der Energiekraftwerke (Mitochondrien) der Körperzellen zusammenhängen, welche durch das Spike Protein ausgelöst werden kann (siehe Kapitel 4.1).

So lange eine chronische Entzündung und sogar noch Viren latent in Körper vorhanden sind, können sich die Mitochondrien nicht regenerieren. Daher sind eine Verbesserung des Immunsystems, das Ausheilen der Infektion sowie die Normalisierung der Entzündung und der Mastzellen gleichermaßen wichtig.

Impfungen scheinen einen positiven Einfluss auf Long Covid zu haben, so dass Betroffene durch eine Impfdosis Linderung oder möglicherweise auch Heilung erfahren können. Studien hierzu liegen noch keine vor, doch die Berichte sind glaubhaft. Falls eine persistierende Infektion vorliegt, kann eine Impfung das Immunsystem boosten, um die Infektion zu beenden. Da aber auch Autoimmunprozesse wie Mastzellaktivierung entscheidend sind, wird dieser Ansatz meist nicht ausreichen.

Maßnahmen zur Behandlung von Long Covid finden Sie im Kapitel 11.6.

6. Wie kann ich eine Infektion vermeiden?

Erfolgt eine SARS-CoV-2-Infektion mit einer hohen Viruslast, dann ist auch ein gutes Immunsystem überlastet, was u. a. den tragischen Tod von gesundem Pflegepersonal, Ärzten und des chinesischen Arztes erklärt, der die Pandemie entdeckte. Daher ist es besonders wichtig, in der Öffentlichkeit Abstand zu halten und Masken zu tragen, um die aufgenommene Virenmenge drastisch zu reduzieren.

Folgende Maßnahmen sind zu empfehlen:

1. Virusexposition stark reduzieren durch Abstand halten, Maske tragen und Hygienemaßnahmen (s. u.)
2. Immunsystem und Schleimhäute unterstützen
3. Allgemeinen Gesundheitszustand verbessern
4. Impfung

Die in diesem Kapitel beschriebenen Maßnahmen (mit Ausnahme der Impfung) helfen nicht nur gegen SARS-CoV-2 und COVID-19, sondern auch gegen andere Viren und Atemwegserkrankungen. Dies zeigte sich beispielsweise an der geringen Zahl an Grippeerkrankten und -toten im Winter 2020/2021 und dem selteneren Auftreten von Erkältungen, Magen-Darm-Infektionen und anderen Viruserkrankungen während der Corona-Pandemie.

6.1 Impfung und Immunität nach Genesung

Wer eine Virusinfektion überstanden hat, ist gegen dieses spezifische Virus immun – zumindest eine gewisse Zeit lang, die je nach Immunsystem sehr unterschiedlich ist. Bei COVID-19 ist inzwischen klar, dass sich die neuen Varianten so stark vom Alpha-Virus und ursprünglichem Wildtyp unterscheiden, dass Immune leider regelmäßig erneut an dem Virus erkranken.

Impfungen sind grundsätzlich genauso ein Segen wie Antibiotika. Der richtige Einsatz ist aber wie bei allem entscheidend.

Impfungen sind nicht wirklich etwas Neues. Sie folgen der uralten, naturheilkundlichen Weisheit, dass schwache Reize das System stärken und vorbereiten. Der schwache Reiz ist die Impfung, der starke Reiz, der einen Organismus auch nach naturheilkundlicher Lehre zum Kollaps bringen kann, die echte Infektion. „Ähnliches durch Ähnliches" zu heilen, war ein wesentlicher Ansatz schon vor Hahnemann (1755-1843, Begründer der Klassischen Homöopathie). Tatsächlich liefert auch ein mRNA-Impfstoff nur eine homöopathische Menge des Spike-Proteins verglichen mit einer aktiven Infektion. Nebenwirkungen in der Medizin und auch in der Naturheilkunde sind üblich; dagegen ist immer der Nutzen abzuwiegen.

Generell wird die Impfdiskussion unsachlich und einseitig geführt, ein Dialog findet nicht statt. Impfgegner haben teilweise berechtigte Bedenken; Impfbefürworter sind für diese Bedenken nicht zugänglich, so dass allgemein zu viel, zu jung und mit verbesserungswürdigen Impfstoffen geimpft wird – was den Widerwillen der Impfgegner weiter verstärkt. Nur ein differenzierter Dialog und eine sachliche Risiko-Nutzen-Analyse könnten diese Situation verbessern.

Das gilt auch für COVID-19, wobei die meisten Impfgegner tatsächlich verunsicherte Impfzögerer sind, die aus berechtigten Gründen berechtigte Sorgen vor der Impfung haben. Das schlechte Informations- und Krisenmanagement haben diese Verunsicherung mitverantwortet.

Die Impfung ist die wirksamste Einzelmaßnahme zum Schutz vor einer Infektion und vor allem vor einem schweren Krankheitsverlauf. An zweiter Stelle stehen OP- und FFP2-Masken, auch wenn wir diese alle lästig finden.

Die Frage ist vor allem: Wie sieht das Nutzen-Risiko-Verhältnis einer Impfung aus? Beim Alpha-Virus war eine Impfung vor allem für Risikogruppen sinnvoll und empfehlenswert. Beim wesentlich aggressiveren and ansteckenderen Delta-Virus hat sich das Nutzen-Risiko-Verhältnis jedoch stark verschoben. Auch gesunde Personen ohne Risikofaktoren profitieren nun klar von der mRNA-Impfung, da eine Infektion mit Delta kaum vermeidbar ist. Eine Impfung ist in jedem Fall das wesentlich kleinere Übel. Das gilt allerdings nicht für alle Impfstoffe in gleichem Maße (s. u.).

Generell sind Impfungen eine Immuntherapie und erfordern daher für ihre Wirksamkeit ein halbwegs intaktes Immunsystem, das wiederum auf spezifische Mikronährstoffe (vgl. Kapitel 8 und 10) angewiesen ist. Dieser Zusammenhang erklärt einen großen Teil der Impfdurchbrüche: Eine Impfung ist nur so gut wie das Immunsystem des Geimpften. Daher ersetzen Impfungen auch kein gutes Immunsystem – sie bauen darauf auf und trainieren es!

Zugelassene COVID-19-Impfstoffe

In Deutschland sind bisher vier Impfstoffe gegen eine Infektion mit SARS-CoV-2 zugelassen:

- BioNTech/Pfizer: Comirnaty®
- Moderna: Spikevax®
- AstraZeneca: Vaxzevria®
- Johnson & Johnson (J&J): Janssen®

Bei den Impfstoffen von BioNTech/Pfizer und Moderna handelt es sich um mRNA-Impfstoffe. Bei AstraZeneca, Sputnik und Johnson & Johnson handelt es sich dagegen um vektorbasierte DNA-Impfstoffe. DNA-Impfstoffe tragen das Spike-Protein als DNA in sich und gelangen in den Zellkern des Geimpften, mRNA-Impfstoffe enthalten keine DNA und gelangen nicht in das menschliche Erbgut, sondern werden im Zellplasma multipliziert.

Coronaviren sind RNA-Viren. Nachdem sie in eine Zelle eingedrungen sind, wird im Plasma das Virus von der Wirtszelle hergestellt. Damit sind mRNA-Impfstoffe tatsächlich eine geniale Idee, denn sie imitieren den Weg einer natürlichen Infektion – nicht mehr und nicht weniger. Daher entsprechen auch alle echten Nebenwirkungen – und die gibt es – denen einer Infektion. Personen, die bereits stark auf diese mildeste Form der Infektion reagieren, müssen bei einer echten Infektion mit einem wesentlich schlechteren Verlauf rechnen. Sie reagieren nicht auf die Impfung an sich, sondern auf das Spike-Protein, das bei einer echten Infektion natürlich in einem ganz anderen Ausmaß in den Körperzellen hergestellt wird.

Zwischen den Impfstoffen gibt es starke Unterschiede hinsichtlich der Wirksamkeit und der potenziellen Nebenwirkungen. AstraZeneca und Johnson & Johnson können nicht nur besonders starke Nebenwirkungen haben, sondern bieten auch einen deutlich schlechteren Schutz als die beiden mRNA-Impfstoffe (s. u.). Zwar sind auch bei den mRNA-Impfstoffen Durchbruchinfektionen nicht selten, schwere Verläufe werden jedoch effektiv verhindert. Die Impfwirkung, vor allem der Antikörper-Titer, nimmt nach sechs Monaten – je nach Immunsystem – stark ab. Dies lässt zwar Infektionen zu, kann aber noch gut einen schweren Krankheitsverlauf verhindern, denn

die ebenfalls schützenden T-Zellen nehmen deutlich weniger ab.

In Deutschland traten nach einer Impfung mit BioNTech oder Moderna bei 0,1% der Geimpften schwere Nebenwirkungen ein. Mit AstraZeneca Geimpfte waren viermal häufiger betroffen (Paul-Ehrlich-Institut, 2021c). Aufgrund der Biochemie (DNA vs. RNA) sind bei DNA-Impfstoffen zudem späte Folgeschäden nicht auszuschließen – sie gelangen in den Zellkern, während das bei RNA-Impfstoffen weitestgehend auszuschließen ist.

Wie gut schützen die Impfstoffe?

Die Wirkung der Impfstoffe ist bei der Delta-Variante niedriger als bei der ursprünglichen Alpha-Variante und unterscheidet sich auch hinsichtlich des Impfstoffes. Die Delta-Variante ist resistenter gegen die Impfungen, vor allem bei Personen, die erst eine einzelne Impfdosis erhalten haben.

Der Impfschutz gegen die Delta-Variante beträgt bei vollständiger Impfung mit dem Impfstoff von AstraZeneca 67 %. Der Impfstoff von BioNTech/Pfizer ist mit 88 % Wirksamkeit nach zweifacher Impfung deutlich wirksamer (Lopez Bernal *et al.*, 2021). Der Impfstoff von Moderna scheint ähnlich gut zu wirken wie der von BioNTech (Shapiro *et al.*, 2021). Moderna liefert deutlich mehr mRNA als BioNTech, daher scheint die Wirkung deutlich länger anzuhalten, aber auch die Impfreaktionen sind schon nach der ersten Impfung heftiger.

Auch die Kombination einer Impfdosis eines Vektor-Impfstoffes (AstraZeneca) mit einer Dosis eines mRNA-Impfstoffes scheint sehr wirksam zu sein (Schmidt *et al.*, 2021).

Tab. 3: Impf-Wirksamkeit gegen die Delta-Variante nach 1 und 2 Impfdosen mit Impfstoff von AstraZeneca bzw. BioNTech/Pfizer (Lopez Bernal et al., 2021).

	AstraZeneca	BioNTech/Pfizer
1 Impfdosis	30,0 %	35,6 %
2 Impfdosen	67,0 %	88,0 %

Ein 88%iger Impfschutz bedeutet, dass ein 12%iges Restrisiko für eine Infektion besteht. Sind die Personen im Umfeld ebenfalls geimpft oder genesen, reduziert sich das Risiko weiter. So ergibt sich bei hoher Durchimpfungsrate der sogenannte Herdenschutz. Aufgrund der hierfür unzureichenden Impfbereitschaft der Bevölkerung, derzeit fehlender Impfstoffe für Kinder und mit der Zeit sinkender Wirksamkeit der Impfungen (s. u.) wird eine echte Herdenimmunität für die Corona-Pandemie vermutlich nicht erreichbar sein.

Eine große Studie des US-amerikanischen CDC (*Centers for Disease Control and Prevention*), die 569 142 COVID-19-Fälle in den USA umfasste, untersuchte die Wirksamkeit einer Impfung gegen SARS-CoV-2. Von den Geimpften hatten 92 % mRNA-Impfstoffe erhalten (Moderna und BioNTech), 8 % Johnson & Johnson. Seit Ausbreitung der Delta-Variante verstarben Ungeimpfte im Vergleich zu Geimpften etwa 11–mal so häufig an COVID-19. Ungeimpfte hatten zudem ein 10–faches Risiko im Krankenhaus behandelt zu werden und ein 4,6–faches Risiko sich mit dem Virus zu infizieren. Vor dem 20. Juni, als die Delta-Variante noch seltener war, infizierten sich Ungeimpfte noch 11,1–mal so häufig wie Geimpfte mit SARS-CoV-2. Die Reduktion des Infektionsschutzes spiegelt die geringere Schutzwirkung der Impfstoffe

gegenüber der Delta-Variante wider, aber auch die stark vermehrten sozialen Kontakte, oft auch ohne Maske, von Geimpften.

Der Schutz der Impfung vor einer Krankenhauseinweisung ist jedoch weiterhin hoch mit durchschnittlich 86 %, wobei Moderna in der Studie mit 92 % an Effektivsten war, gefolgt von BioNTech mit 77 % und J&J mit 65 % (Dyer, 2021; Scobie *et al.*, 2021).

Achtung: Viele Ansteckungen geschehen in den Tagen nach der ersten Impfdosis. Die Menschen fühlen sich bereits sicherer und sind weniger vorsichtig. Dabei konnte der Körper noch nicht ausreichend Antikörper produzieren, um sich vor dem Virus SARS-CoV-2 zu schützen. Der vollständige Impfschutz tritt erst 7-15 Tage nach der zweiten Impfdosis ein. Verhalten Sie sich so lange, als wären Sie ungeimpft.

Wie lange hält die Immunität an?

Die volle Wirksamkeit der Impfungen hält nur eine begrenzte Zeit lang an und nimmt mit der Zeit ab. Eine Studie zur Wirksamkeit des BioNTech-Impfstoffes ergab, dass diese in den ersten zwei Monaten nach der zweiten Impfdosis am höchsten ist und dann alle zwei Monate um etwa 6 % abnimmt (Thomas *et al.*, 2021).

In einer weiteren Studie mit 122 BioNTech-Geimpften zeigte sich, dass die Zahl der Antikörper sechs Monate nach der zweiten Impfdosis deutlich abgenommen hatte und etwa auf dem Level wie nach einer einzelnen Impfdosis oder wie bei Genesenen war. Sechs Wochen nach der zweiten Impfung waren die Antikörperkonzentrationen bereits um durchschnittlich 45 % gesunken. Nach sechs Monaten lag die Antikörperkonzentrationen nur noch bei 2-25 % des Höchstwertes, welcher eine Woche nach der zweiten Impfdosis gemessen worden war. Die Antikörperantwort war etwas geringer bei älteren Studienteilnehmern und höher bei denjenigen, die über mehr Impfnebenwirkungen berichteten (Naaber *et al.*, 2021).

Eine weitere Studie des US-amerikanischen CDC untersuchte den Langzeitschutz der drei Impfstoffe von Moderna, BioNTech und J&J. Alle drei boten nach vier Monaten einen guten Schutz vor einer Hospitalisierung: Moderna zu 92 %, BioNTech zu 77 % und J&J zu 68 % (Self *et al.*, 2021). Bei den Zahlen ist zu beachten, dass der Schutz sicherlich deutlich höher ausgefallen wäre, hätten sich die Menschen nach der Impfung wie vor der Impfung verhalten. Stattdessen haben jedoch die meisten geimpften Personen das Tragen von Masken und Kontaktbeschränkungen wieder aufgegeben und beispielsweise ungeschützt Partys gefeiert.

Moderna scheint den besten Langzeitschutz der in Deutschland zugelassenen Impfstoffe aufzuweisen, da es zur Bildung von mehr Antikörpern führt – auch wenn die Antikörper in diesem Zusammenhang nicht unbedingt der wichtigste Faktor sind (s. u.).

Wann genau eine Auffrischungsimpfung notwendig ist – auch nach einer überstandenen Infektion – ist noch nicht geklärt. Empfohlen wird inzwischen eine dritte Booster-Impfung etwa sechs Monate nach der zweiten Impfdosis, zumindest für ältere Menschen und Risikopatienten. Auch nach einer überstandenen Infektion wird zu einer Impfung ein halbes Jahr nach der Genesung geraten. In diesem Fall ist eine einzelne Impfdosis ausreichend.

Die Antikörper gegen das Coronavirus nehmen mit der Zeit zwar ab, dennoch hält die Wirkung einer Impfung deutlich länger an. Sie schützt dann nicht mehr vor einer Infektion, aber einem schweren Verlauf. Denn durch die Impfungen bildet sich ein dauerhaftes Immungedächtnis gegen SARS-CoV-2 in Form von B- und T-Zellen. Diese können bei einem möglichen Impfdurchbruch eine schwere Erkrankung verhindern (Goel *et al.*, 2021).

Ein sogenannter Impfdurchbruch bedeutet, dass sich eine geimpfte Person mit SARS-CoV-2 ansteckt und an COVID-19 erkrankt. Allerdings verläuft die Infektion bei Geimpften in der Regel viel milder.

Das individuelle Immunsystem und seine optimale Versorgung mit Vitalstoffen hat einen entscheidenden Einfluss darauf, wie gut und lange eine Impfung oder Immunität nach einer Infektion Schutz bietet.

Impfen – ja oder nein? Nutzen-Risiko-Analyse

Eine Impfung ist am besten mit einer milden Infektion zu vergleichen. Personen, die eine stärkere Impfreaktion haben, würden daher auch im Falle einer echten Infektion entsprechend reagieren und viel stärker erkranken. Dies soll die Impfung nicht verharmlosen – sie dürfte die nebenwirkungsreichste Impfung seit Jahrzehnten sein. Jedoch ist diese Pandemie auch die tödlichste seit 100 Jahren. Es geht also um die Verhältnismäßigkeit.

Bislang bekannte Impfnebenwirkungen, wie z. B. das Risiko für Herzmuskelentzündungen nach Impfung mit der mRNA-Vakzine von BioNTech/Pfizer, überwiegen bei weitem nicht den Nutzen der Impfung. Außerdem sind schwere Nebenwirkungen extrem selten: Unter 12- bis 39-Jährigen gab es unter 1 Million Frauen 4,7 Fälle und unter 1 Million Männern 32 Fälle von Herzmuskelentzündung (Swain, 2021). Die Myokarditisverläufe waren meistens gut beherrschbar. Männer sind damit zwar fast siebenmal häufiger von dieser

Nebenwirkung betroffen, sie erkranken aber auch oft schwerer an COVID-19 als Frauen.

Zwar ist das Risiko für eine Myokarditis für eine kurze Zeit nach einer Impfung (mit BioNTech) im Vergleich zu normalen Umständen auf das Dreifache erhöht, eine Infektion mit SARS-CoV-2 erhöht das Risiko jedoch auf das 18–fache (Barda *et al.*, 2021).

Der AstraZeneca-Impfstoff erhöht das Risiko schwer behandelbarer bis tödlicher Thrombosen. Daher sind in jeder Hinsicht mRNA-Impfstoffe den Vektorimpfstoffen vorzuziehen. Doch sogar bei AstraZeneca gilt:

Das Risiko eine Thrombose als Nebenwirkung einer Impfung zu erleiden, ist deutlich geringer als das Risiko einer Thrombose aufgrund von COVID-19. Von 10 Millionen Personen, die die erste Impfdosis mit AstraZeneca erhalten, erleiden durchschnittlich 66 zusätzliche Personen eine Thrombose als unter normalen Umständen. Von 10 Millionen COVID-19-Erkrankten sind es dagegen 12.614 zusätzliche Fälle – das 191–Fache (Hippisley-Cox *et al.*, 2021; Gitau, 2021).

Die Behauptung, dass Corona-Impfungen unfruchtbar machen, ist falsch, aktiviert jedoch sehr effektiv Urängste von Frauen. Weder in den Impfstudien noch bei echten Infektionen gibt es hierfür einen Verdacht. Dieses Gerücht beruht wohl darauf, dass man durch Hormone ergänzte Impfstoffe vor längerer Zeit in der dritten Welt zur Geburtenkontrolle einsetzen wollen.

Bei einer genauen Analyse der Nebenwirkungen fällt klar ein Muster auf: Die allermeisten bekannten Impf-Nebenwirkungen – abgesehen von sehr seltenen echten allergischen Reaktionen – sind typische Reaktionen auf das Spike-Protein des Coronavirus. Wer also heftig auf eine Impfung reagiert, würde dies noch deutlich stärker

auf eine echte Infektion. Eine Impfreaktion ist beherrsch-bar, eine echte Infektion hat jedoch einen sich aktiv vermehrenden Virus und ist daher viel schwerer kontrollierbar.

Nebenwirkungen und Todesfälle – Facts and Fiction

Zweifellos haben alle Impfungen bei nicht wenigen Menschen sehr unangenehme Nebenwirkungen, die auch in Einzelfällen, meist bei sehr alten Menschen, tödlich verlaufen können. Es kursieren im Internet furchteinflößende Zahlen zu den Todesopfern durch Impfung. Diese werden als „offizielle Statistik" dargestellt, was so nicht stimmt.

Für Europa wird als Basis oft diese Datenbank verwendet: *European database of suspected adverse drug reaction reports* (adrreports.eu). Der folgende Hinweis auf der Internetseite wird von den Impfgegnern dabei unterschlagen: *„Die Angaben auf dieser Website betreffen Verdachtsfälle von Nebenwirkungen, also medizinische Ereignisse, die im Rahmen der Anwendung eines Arzneimittels beobachtet wurden, die aber nicht notwendigerweise mit dem Arzneimittel in Zusammenhang stehen oder von ihm verursacht wurden. Angaben zu Verdachtsfällen von Nebenwirkungen dürfen nicht so verstanden werden, als hätte das Arzneimittel oder der Wirkstoff die beobachtete Wirkung verursacht oder als sei das Arzneimittel oder der Wirkstoff nicht sicher in der Anwendung."* Das Gleiche gilt für die Todesfälle. Die Hochrechnungen von Impfgegnern bezeichnen reine Verdachtsfälle als gesichert und schlagen dann gerne noch einen Faktor auf, weil ja die Regierung „alles verschleiern will". In Europa sind allerdings die Regierungen oft noch nicht einmal fähig, einfache Maßnahmen zum Schutz der Bürger (Altenheime!) umzu-setzen, geschweige denn eine großangelegte komplexe

Verschwörung zu orchestrieren, an der Hunderttausende von Einzelpersonen beteiligt sein müssten. Bei den Datenbanken können auch Privatpersonen Nebenwirkungen melden. Daher ist eine Manipulation zu „mehr Nebenwirkungen" machbar, zu „weniger Nebenwirkungen" nicht.

Tatsächlich berichtete das für Impfnebenwirkungen verantwortliche Paul-Ehrlich-Institut diese Zahlen für Deutschland vom 27.12.2020 bis 31.07.2021: „Todesfälle nach Impfung gegen COVID-19: In 1.254 Verdachtsfallmeldungen wurde über einen tödlichen Ausgang in unterschiedlichem zeitlichen Abstand zur Impfung berichtet. In 48 Fällen hält das Paul-Ehrlich-Institut einen ursächlichen Zusammenhang mit der jeweiligen COVID-19-Impfung für möglich oder wahrscheinlich. Das Paul-Ehrlich-Institut hat 31 Fälle einer Thrombose mit Thrombozytopenie und sieben Fälle einer Thrombozytopenie/idiopathischen thrombozytopenischen Purpura (ITP) mit tödlichem Ausgang nach Vaxzevria [von AstraZeneca] bzw. COVID-19-Impfstoff Janssen [von J&J] gemäß den WHO-Kriterien als konsistent mit einem ursächlichen Zusammenhang beurteilt. Dies gilt auch für zwei Fälle einer Hirnblutung nach Vaxzevria, davon ein Fall mit Nachweis von Anti-PF4-Antikörpern und zwei Todesfällen nach Vaxzevria bei zwei Männern, bei denen im Rahmen der Autopsie eine Sinusvenenthrombose festgestellt wurde. Zusätzlich verstarben zwei Patienten an den Folgen eines Guillain-Barré-Syndroms (GBS) nach Vaxzevria; ein ursächlicher Zusammenhang kann nicht ausgeschlossen werden." (Paul-Ehrlich-Institut, 2021b) Im Vergleich dazu sind in Deutschland fast 100.000 Menschen an COVID-19 verstorben.

Im Sicherheitsbericht 27.12.2020 bis 31.08.2021 berichtet das Paul-Ehrlich-Institut (PEI) über „156.360 aus Deutschland gemeldete Verdachtsfälle von Nebenwirkungen oder

Impfkomplikationen im zeitlichen Zusammenhang mit der Impfung [...] zum Schutz vor COVID-19 von Beginn der Impfkampagne am 27.12.2020 bis zum 31.08.2021. Bis zum 31.08.2021 wurden laut Angaben des Robert Koch-Instituts 101.877.124 Impfungen durchgeführt, davon 76.982.568 Impfungen mit Comirnaty, 9.396.381 Impfungen mit Spikevax, 12.645.915 Impfungen mit Vaxzevria und 2.852.260 Impfungen mit dem COVID-19 Vaccine Janssen. 84.763 Verdachtsfälle wurden zur Impfung mit Comirnaty gemeldet, 24.457 Verdachtsfälle zu Spikevax, 41.534 Verdachtsfälle zu Vaxzevria und 4.895 Meldungen zu COVID-19 Vaccine Janssen. In 711 gemeldeten Verdachtsfällen wurde der COVID-19-Impfstoff nicht spezifiziert. Die Melderate betrug für alle Impfstoffe zusammen 1,5 Meldungen pro 1.000 Impfdosen, für schwerwiegende Reaktionen 0,15 Meldungen pro 1.000 Impfdosen." (Paul-Ehrlich-Institut, 2021c)

Wer dennoch Angst vor Impfnebenwirkungen hat und deshalb mit der Impfung zögert, für den kann die einfache Impfung mit einem mRNA-Impfstoff ein vernünftiger Kompromiss sein. mRNA-Impfungen haben bei der ersten Impfung fast nie Nebenwirkungen. Diese treten vorrangig nach der zweiten oder einer dritten Booster-Impfung auf. Eine einfache Impfung bietet zwar nur geringen Schutz vor einer Infektion, jedoch guten Schutz vor einem schweren Krankheitsverlauf. Eine einzige Dosis ergab in einer kanadischen Studie einen Schutz von 78 % (BioNTech) bzw. 96 % (Moderna) vor Krankenhausaufenthalten oder Tod durch die Delta-Variante (Nasreen *et al.*, 2021).

Wie lange der Schutz einer einfachen Impfung anhält, ist unklar, aber sie sollte zumindest helfen, die nächste, hochinfektiöse Delta-Welle ohne schwere Erkrankung zu überstehen.

Die Impfentscheidung muss und sollte jeder selbst treffen dürfen. Wer gegen Impfung UND Masken ist, gefährdet allerdings nicht nur sein eigenes Leben, sondern auch das anderer, da sich beispielsweise bestimmte Risikopersonen überhaupt nicht impfen lassen können.

Die Impfdiskussion wird zu emotional und von beiden Seiten oft unsachlich geführt. Impfbefürworter und sogar noch viel mehr Impfgegner instrumentalisieren dabei vor allem die Angst. Aus Angst trifft man jedoch keine klugen Entscheidungen. Die Entscheidung sollte aufgrund des persönlichen Risikoprofils erfolgen.

Hoch interessante Studien zeigen, dass wir Menschen jedoch fast nie rational entscheiden, sondern viel öfter emotional. Anschließend versuchen wir die Entscheidung rational zu rechtfertigen. Menschen, deren Emotionszentrum im Hirn zerstört ist, können zwar noch logisch perfekt denken, aber nicht die einfachsten Entscheidungen treffen. Aus den USA überfluten uns inzwischen sehr gut gemachte, pseudo-wissenschaftliche „Enthüllungen", die selbst für Fachleute schwer zu durchschauen sind. Leider funktioniert die Masche – auch deshalb, weil sich Lügen in den sozialen Medien um ein Vielfaches besser verbreiten lassen als langweilige Fakten.

Jeder verstrickt sich so im endlosen weltweiten Netz und sucht sich Argumente zusammen, die ihn selbst bestätigen – und auf Seiten der Alternativmedizin heute leider oft nur verzerrte Halbwahrheiten oder immer öfter sogar glatte Lügen sind. Die Folge: Wer verunsichert ist, handelt meist gar nicht – was im Falle einer Pandemie lebensgefährlich werden kann.

Welche zusätzlichen Maßnahmen sind sinnvoll?

Vor allem so lange in der Bevölkerung kein Herdenschutz durch die verbreitete Impfung besteht, können und sollten wir uns nicht auf die Impfung als alleinige Schutzmaßnahme verlassen. Das Restrisiko trotz Impfung zu erkranken – und das Virus weiterzugeben – kann durch ein leistungsfähiges Immunsystem und die bekannten Schutzmaßnahmen weiter reduziert werden. Vor allem Maßnahmen, die leicht umzusetzen sind, können dauerhaft beibehalten werden, z. B. Nährstoffmängel ausgleichen, gesunde Ernährung, Hände waschen und in der Erkältungszeit keine Hände schütteln.

Für diese Maßnahmen sprechen folgende Gründe:

- Keine Impfung schützt zu 100 %. Bei Geimpften ist das Risiko, sich mit COVID-19 anzustecken, zwar stark reduziert, ebenso das Risiko für einen schweren Krankheitsverlauf, dennoch bleibt ein Restrisiko bestehen (s. o.).

- Auch wenn Geimpfte bei einer COVID-19-Erkrankung in der Regel nur leicht erkranken, können sie eine ebenso hohe Viruslast entwickeln wie Ungeimpfte und das Virus so weitertragen (Tagesschau, 2021). Eine Infektion ist daher grundsätzlich zu vermeiden.

- Die Wirksamkeit der Impfungen nimmt mit der Zeit ab (s. o.). Dies ist vor allem bei Immunschwachen der Fall und kann durch eine Immunstärkung verzögert werden.

- In der Zukunft werden möglicherweise neue Mutationen entstehen, die uns vor neue Herausforderungen stellen. Wir wissen nicht, ob und inwieweit unsere vorhandenen Impfstoffe dann schützen werden bzw. wie schnell die Impfstoffe an das veränderte Virus angepasst werden können.

- Die Schutzmaßnahmen helfen nicht nur gegen COVID-19, sondern auch gegen andere Atemwegs-infekte wie Grippe oder Erkältungskrankheiten.

Vitalstoffmangel beeinträchtigt das Immunsystem und schränkt Effektivität der Impfungen ein

Das Immunsystem benötigt eine Vielzahl von Vitalstoffen (Mikronährstoffe). Sind diese nicht ausreichend vorhanden, so leidet darunter nicht nur die Effektivität der Immun-antwort gegenüber einer Infektion, sondern auch die Reaktion auf eine Impfung und die anschließende Schutz-wirkung. Dies ist vor allem bei älteren Personen der Fall, die eine schwächere Immunreaktion aufweisen und weniger gut auf Impfstoffe ansprechen als junge Erwachsene (Rayman und Calder, 2021a). Vor einer Impfung ist es daher immer sinnvoll, das Immunsystem zu stärken.

Ältere Menschen sind nicht selten fehl- und unterernährt, weshalb die Behebung von Vitalstoffmängeln vor der Impfung eine Möglichkeit ist, die Wirksamkeit der COVID-19-Impfung zu erhöhen. Zwar ist inzwischen die Mehrheit der älteren Menschen geimpft, doch da die Impfun-gen aufgefrischt werden müssen, ist das Thema weiterhin relevant. Und selbstverständlich ist es auch unabhängig von Impfungen sinnvoll, seinen Nährstoffstatus zu optimieren und so gegen diverse Infektionen gut gewappnet zu sein.

Eine Studie untersuchte den Einfluss der Ernährungsweise auf die Reaktion auf eine Pneumokokkenimpfung. Die 83 Studienteilnehmer im Alter von 65 bis 85 Jahren aßen entweder wenig oder viel Obst und Gemüse (weniger als 2 Portionen bzw. ca. 5 Portionen pro Tag). Die Gruppe mit dem höheren Obst- und Gemüseverzehr hatte eine deutlich höhere Antikörperreaktion und sprach somit erheblich besser auf die Impfung an (Gibson *et al.*, 2012). Ähnliche Ergebnisse brachten Studien zu Vitamin E bzw. Selen und Impfungen.

Bei Vitamin E und Selen handelt es sich um antioxidativ wirksame Mikronährstoffe. Ein guter antioxidativer Status kann dazu beitragen, Virusmutationen zu verhindern, die eher in Personen entstehen, die hohen oxidativen Stress aufweisen (Rayman und Calder, 2021a).

Zu Vitamin D laufen aktuell klinische Studien zur Optimierung der Impfwirkung durch Supplementierung. Bei Impfungen gegen das Influenza-Virus (Grippe) konnte bereits beobachtet werden, dass die Impfung bei Personen mit unzureichendem Vitamin-D-Status eine reduzierte Immunantwort auslöste (Inserra *et al.*, 2021).

Bei Senioren ist ein Vitalstoffmangel besonders häufig, aber auch Jüngere sind betroffen. Dies kann dazu führen, dass die COVID-19-Impfungen nicht ihr volles Potential erreichen. Eine Nahrungsergänzung mit immunrelevanten Mikronährstoffen ist daher sinnvoll für alle, die ein erhöhtes Risiko für einen Nährstoffmangel haben, insbesondere für Ältere. Einige Wochen vor und nach der Impfung eingenommen, könnte dies die Wirkung der Impfung verstärken (Rayman und Calder, 2021a). Rayman und Calder empfehlen daher, über 70-Jährige vor und nach der Impfung gegen das SARS-CoV-2-Virus über einen Zeitraum von insgesamt 45 Tagen kostenlos mit einem Supplement zu versorgen, das möglichst alle immunrelevanten Mikronährstoffe bereitstellt (z. B. die Vitamine A, B6, B9, B12, C, D und E sowie Zink, Kupfer, Selen und Eisen) (Rayman und Calder, 2021b).

Prof. Philip Calder war von 2016 bis 2019 Präsident der *Nutrition Society* **und ist aktuell Präsident (2019-2023) der** *Federation of European Nutrition Societies* **(FENS).** Zu seinen aktuellen Forschungsthemen zählt unter anderem der Einfluss von Mikronährstoffen auf die Immunfunktion. Seine Empfehlung steht in krassem Gegensatz zu dem Bestreben zahlreicher deutscher Politiker, extrem strenge Obergrenzen für die in Nahrungsergänzungsmitteln enthaltenen Vitamine und Mineralstoffe einzuführen. Diese Obergrenzen nach Richtlinien des Bundesinstituts für Risikobewertung liegen meist 70–80 % niedriger als die Obergrenzen der EFSA, anderer Länder sowie weltweit maßgeblicher Gremien und würden ein Verkaufsverbot für 99 % der Nahrungsergänzungsmittel bedeuten.

Mehr zum Thema Mikronährstoffe für das Immunsystem erfahren Sie in den Kapiteln 8 und 10.

6.2   Die (Virus-)Menge macht das Gift

Infektionen erfolgen vor allem über die Luft (Tröpfchen und Aerosole) und in geringerem Maße über Oberflächen. Nicht ganz geklärt ist das zahlenmäßige Verhältnis beider Infektionswege.

Die Inzidenz wird als Maß aller Dinge zu Recht immer mehr kritisiert, aber sie leistet eine sehr wichtige Hilfe dabei, das momentane Infektionsrisiko einzuschätzen. Je höher sie ist, desto höher ist das Risiko, sich anzustecken. Und entsprechend gibt es Zeiten, zu denen man recht sorglos durchs Leben gehen kann, und andere, zu denen man besonders auf die im Folgenden beschriebenen Maßnahmen achten sollte. Die 7-Tage-Inzidenz gibt an, wie viele Menschen sich pro 100.000 Einwohner in den vergangenen 7 Tagen mit dem Virus angesteckt haben. Bei einer Inzidenz von 100 hat sich demnach innerhalb einer Woche 1 von 1000 Personen infiziert. Begibt man sich nun in eine Ansammlung von 100 Menschen in einem Innenraum, hat man eine realistische Chance von etwa 10 %, sich anzustecken. Denn unter 100 Personen ist mit einer Wahrscheinlichkeit von 10 % eine infizierte Person dabei – und diese eine Person reicht aus, um in einem schlecht belüfteten Innenraum alle anderen anzustecken. Diese Rechnung zeigt auch, dass das Treffen von wenigen Freunden einmal in der Woche ein recht niedriges Risiko darstellt, während sich der regelmäßige Diskobesucher mit 99,9%iger Wahrscheinlichkeit infizieren wird.

Daher sind die sinnvollsten Maßnahmen zur Verringerung des Infektionsrisikos sowie der mitentscheidenden Viruslast bei erhöhter Inzidenz folgende:

- ✓ Abstand von mindestens 1,5 Metern zu anderen Personen

- ✓ Größere Menschenansammlungen vermeiden

- ✓ Treffen mit ungeimpften Personen, die nicht zum eigenen Haushalt gehören, im Freien mit Abstand oder Maske

- ✓ Richtiges Tragen einer OP- oder FFP2-Maske in öffentlichen Innenräumen – die Mehrheit trägt Masken falsch, wodurch sie nahezu wirkungslos werden

- ✓ Risikogruppen sollten an Orten mit erhöhter Infektionsgefahr FFP2-Masken tragen

- ✓ Regelmäßiges und gründliches Händewaschen (zwingend vor dem Essen)

- ✓ Möglichst nicht ins Gesicht fassen

- ✓ Husten und Niesen in die Armbeuge, in ein Taschentuch oder in die Maske
- ✓ Geschlossene, viel frequentierte Räume regelmäßig lüften und/oder HEPA-Luftfilter mit H13-Filter verwenden
- ✓ Stark frequentierte Räume mit Klimaanlage und geschlossener Luftzirkulation meiden oder nur mit Maske besuchen
- ✓ In Hochrisikogebieten täglich Temperatur messen, um eine Infektion früh festzustellen
- ✓ Rauchen am besten aufhören oder auf E-Zigaretten wechseln
- ✓ Bei Krankheitsanzeichen: PCR-Test, Kontakte vermeiden, Immunsystem stärken

6.3 Stark besuchte Innenräume meiden und HEPA-Filter verwenden

Aufgrund der Übertragbarkeit von SARS-CoV-2 über Aerosole sollten die besonders riskanten klimatisierten Räume mit geschlossenen Lüftungskreisläufen gemieden werden. In den meisten klimatisierten Räumen und auch öffentlichen Verkehrsmitteln (Flughäfen, Busse, U-Bahnen) wird die Raumluft durch die Klimaanlage aufgesaugt und anschließend ungefiltert wieder im Raum verteilt. Klimaanlagen verbreiten daher effektiv das Virus, was ein großes Problem darstellt. Im Flugzeug scheint die Lage anders zu sein, da die Luft in den Klimaanlagen gefiltert und anschließend gereinigt wieder zurück in den Raum geleitet wird.

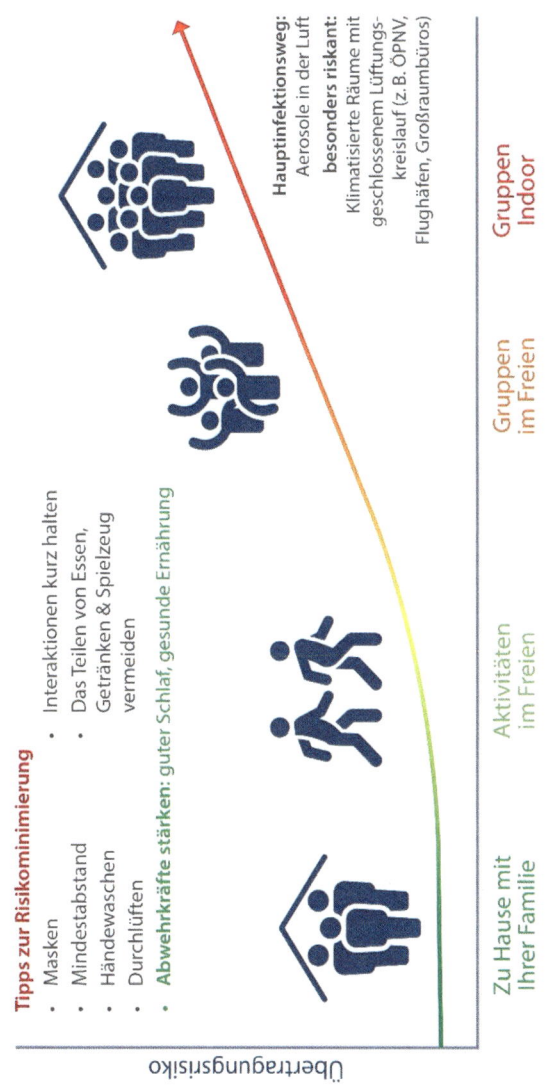

Tipps zur Risikominimierung

- Masken
- Mindestabstand
- Händewaschen
- Durchlüften
- Interaktionen kurz halten
- Das Teilen von Essen, Getränken & Spielzeug vermeiden
- **Abwehrkräfte stärken:** guter Schlaf, gesunde Ernährung

Hauptinfektionsweg: Aerosole in der Luft **besonders riskant:** Klimatisierte Räume mit geschlossenem Lüftungskreislauf (z. B. ÖPNV, Flughäfen, Großraumbüros)

Übertragungsrisiko

Zu Hause mit Ihrer Familie

Aktivitäten im Freien

Gruppen im Freien

Gruppen Indoor

Abb. 1: Übertragungsrisiko des Delta-Coronavirus senken

Natürlich sind auch unklimatisierte Räume problematisch. Diese sollten häufig gelüftet werden. Gerade in der kalten Jahreszeit ist es allerdings schwierig, häufig und lange genug zu lüften. Hier empfehlen sich HEPA-Luftfilter, um die Viruslast durch infektiöse Aerosole zu reduzieren. HEPA-Filter der Stufe H13 filtern Partikel in Größe der Aerosol-Tröpfchen aus der Luft. Dies ist ausreichend, da die kleineren Viren an den Tröpfchen haften und mit ihnen herausgefiltert werden. Filter der Stufe H14, die die Viren selbst aus der Luft filtern können, sind nicht notwendig.

6.4 Warum ist COVID-19 im Winter so viel tödlicher?

Auffällig ist, dass die COVID-19-Krankheitsverläufe regional und nach Jahreszeit sehr unterschiedlich verlaufen sind. Dies wird in der allgemeinen Diskussion, die sich auf das Virus konzentriert, leider kaum thematisiert.

So sind die Verläufe im Sommer wesentlich harmloser als im Winter. (Eine Ausnahme stellen die USA dar. Hier verwandelt man auch den Sommer durch Klimaanlagen in einen Winter.) Die COVID-19-Todesrate war bei warmen Temperaturen stets viel geringer. Das ist bei allen Atemwegsinfekten einschließlich der Grippe so üblich, weil die Schleimhäute weniger starken Temperaturschwankungen ausgesetzt sind und Virusinfekte daher mild verlaufen.

Der saisonale Zyklus von Viruserkrankungen der Atemwege ist seit langem bekannt, da jährliche Epidemien von Erkältungs-, Corona- und Influenza-Viren die menschliche Bevölkerung fortwährend in der Wintersaison treffen.

Grippeausbrüche in Europa haben schon immer ein ausgeprägtes saisonales Profil, wobei die jährlichen Spitzenwerte der Ausbrüche mit dem Winter und den damit

verbundenen kalt-trockenen Wettermustern zusammen-
fallen. Die Saisonalität der derzeitigen Corona-Pandemie
gleicht daher auch der der Spanischen Grippe. Diese
Pandemie mit schätzungsweise 30–50 Millionen Toten wies
drei verschiedene Wellen von Ausbrüchen mit sehr hohen
Sterblichkeitsraten und Virulenzen (Pathogenität) auf, die in
jeder der Spitzen im Frühjahr 1918, Herbst 1918 und
Winter 1918-1919 mit kalten Temperaturen und vermehrten
Niederschlägen verbunden waren.

Die Veränderung der Umweltparameter beeinflusst zum
einen die Determinanten für das Virus selbst und zum
anderen das Immunsystem und die Schleimhäute. Kalte Luft
und starke Temperaturschwankungen sind entscheidende
Auslöser für das Ausbrechen einer Virusinfektion, weil die
Schleimhäute angreifbar werden und Viren diese erste und
wichtigste Immunbarriere überwinden können. Die Verläufe
von Atemwegsinfekten sind auch deshalb im Winter am
gefährlichsten, weil die Vitamin-D-Spiegel von Januar bis
März am niedrigsten sind (Rabenberg *et al.*, 2015) und
Vitamin D eine zentrale Rolle für zahlreiche Funktionen der
Immunabwehr spielt. Tipps zur Vermeidung von Atemwegs-
infektionen und schweren COVID-19-Verläufen sollten daher
auf die allgemeine Stärkung des Immunsystems, Vitamin-D-
Supplementierung, Vermeidung von Unterkühlung und den
Schutz der Schleimhäute in der Lunge sowie im Hals- und
Rachen-Raum abzielen.

SARS-CoV-2 liebt kalte Temperaturen –
Infektiosität und Mortalität steigen stark an

In einer kühlen Umgebung ist das Virus deutlich stabiler, bei
Temperaturen nahe dem Gefrierpunkt kann es wochenlang
überleben (Gale, 2020), was erheblich zur Verbreitung bei-

trägt. Fleischbetriebe, Faschingsumzüge und Weihnachts-
märkte sind daher starke Infektionsherde.

In einem Review mit 23 Studien wurden die Effekte über den
Zusammenhang von Klima und COVID-19 wissenschaftlich
belegt (McClymont & Hu, 2021). Die Studien zeigen
einheitlich, dass das Wetter ein wesentlicher Faktor für die
COVID-19-Übertragung ist, insbesondere die Temperatur.
Die höchste Inzidenz lag demnach im Temperaturbereich
von 0–17 °C. Das Delta-Virus ist allerdings wesentlich
temperaturunabhängiger und an Hitze akklimatisiert.

Eine Studie, die den Temperatureinfluss auf die COVID-19-
Infektionsrate in 30 chinesischen Provinzen untersuchte,
zeigte einen Rückgang der Fälle um 36-57 % für jedes eine
Grad Celsius Temperatur-anstieg (Qi *et al.*, 2020). Daten aus
Europa zeigen zudem, dass ebenso die Sterblichkeit für jedes
eine Grad Celsius mehr um etwa 15 % sank (Kifer *et al.*, 2021).

Warum sind Unterkühlung und Temperaturstürze so gefährlich?

Eine direkte Unterkühlung und Austrocknung der Schleimhäute durch kalte Luft oder eine indirekte Unterkühlung
(kalter Hals, kalte Füße) führen zu einer stark verminderten
Durchblutung der Schleimhäute, einer reduzierten „muko-
ziliären Clearance" (Reinigung) und so zu einer erheblichen
Beeinträchtigung des Immunsystems. Einen ähnlichen Effekt
haben Temperaturstürze. Diese treten unter anderem ein,
wenn man im Winter aus beheizten Innenräumen nach
draußen geht oder aber im Sommer von draußen kommt und
klimatisierte Innenräume betritt. Die großen Temperaturunterschiede sind wie ein „Schock" für die Schleimhäute des
Hals-Nasen-Rachenraums und der Lunge. Füße und Hals
sollten deshalb stets warmgehalten werden. Im Winter sind

Masken daher doppelt sinnvoll, weil sie auch die Schleimhäute warmhalten.

Kalte Luft und beheizte Räume schwächen die Funktion der Schleimhäute

Die Schleimhautbarriere der Atemwege schützt den Körper über ein ausgeklügeltes System vor Viren und anderen Pathogenen. Die sogenannte mukoziliäre Clearance funktioniert über eine doppelte Schleimhautschicht. Die obere Schleimhautschicht, die mit der Ein- und Ausatemluft in Kontakt steht, ist zähflüssig und bindet Viren und Bakterien an die enthaltenen Schleimstoffe (Muzine). Die untere Schleimhautschicht ist wässrig und grenzt an die Epithelzellschicht der Atemwege. Zusammen mit den beweglichen Zellfortsätzen der Epithelzellen, den Zilien, transportiert die wässrige Schleimschicht die zähflüssige Schleimschicht mit den gebundenen Pathogenen aus dem Körper. Bei starken Rauchern ist eine chronische Bronchitis deshalb so häufig, weil dieser Mechanismus stark geschädigt ist (Moriyama *et al.*, 2020).

Dieser effektive Selbstreinigungsmechanismus der Atemwege wird durch eine trockene Umgebungsluft stark beeinträchtigt: Beide Schleimschichten trocknen zunehmend aus, was auch die Beweglichkeit der Zilien einschränkt. Ein Abtransport der Pathogene wird immer schwieriger (Moriyama *et al.*, 2020).

Trockene Luft finden wir im Winter überall. Die kalte Luft draußen ist meist trockener, da sie weniger Wasser speichern kann (Moriyama *et al.*, 2020). Doch auch feucht-kalte Luft und/oder Smog sind gefährlich; sie waren typisch für schwere Ausbrüche wie in Wuhan, Bergamo und im Januar 2021 in Portugal. In Innenräumen schadet die Heizungsluft mit ihrer niedrigen Luftfeuchtigkeit den Schleimhäuten ebenfalls. Die warme Innenluft sollte also angefeuchtet werden, so dass die Schleimhäute sowohl warm als auch feucht gehalten werden. Das gilt übrigens auch im Sommer für Klimaanlagen. Werden diese nicht durch Außenluft gespeist, trocknet die klimatisierte Luft mit der Zeit sehr stark aus. Auch hier sollte die Luftfeuchtigkeit (optimalerweise zwischen 40-60 %) im Blick behalten werden.

Klimaanlagen sorgen auch für starke Temperaturunterschiede zwischen Innen und Außen und schwächen damit enorm das Immunsystem und die Schleimhäute als wichtige Schutzbarriere.

Das Delta-Virus hat sich weltweit sogar im Sommer und im Freien massiv verbreitet und zu zahllosen schweren Krankheitsverläufen und Millionen von Todesfällen geführt. Dies alles verspricht für den Winter leider nichts Gutes.

Kalte Füße erleichtern den Viren ihr Spiel

Auch kalte Füße tragen indirekt zu einer erhöhten Infektanfälligkeit bei. Eine Studie mit 180 gesunden Studenten überprüfte diese alte Weisheit, die in der Schulmedizin leider vergessen ging. Die Hälfte der Studenten stellten ihre unbekleideten Füße 20 Minuten lang in 10 °C kaltes Wasser. Die andere Hälfte durfte Socken und Schuhe anbehalten (Kontrollgruppe). Nach vier bis fünf Tagen bekamen 13 Teilnehmer aus der Wassergruppe eine Erkältung, jedoch nur fünf Teilnehmer aus der Kontrollgruppe. Als Ursache vermuten die Autoren der Studie eine verminderte Durchblutung des Körpers durch das kalte Wasser. Die Körperoberfläche kühlt aus und die Blutgefäße an den Schleimhäuten in der Nase ziehen sich zusammen. Die reduzierte Durchblutung schwächt die Immunabwehr und macht es den Viren leichter, eine Erkältung auszulösen. Füße sollten daher stets warmgehalten werden (Johnson und Eccles, 2005). Dasselbe gilt natürlich für jede Unterkühlung des Körpers, daher spricht der Volksmund in Deutschland von „Erkältung", auf Englisch „cold".

Mehr ACE2-Rezeptoren durch extreme Temperaturen

Ein weiterer Grund für diese saisonalen Beobachtungen ist zudem der ACE2-Rezeptor, die Eintrittspforte für das Virus (siehe Kapitel 7.1). Kälte, besonders hohe Temperaturen und vor allem starke Temperaturschwankungen sind ein wesentlicher Stressfaktor für unsere Zellen. Im Winter sind wir besonders häufig verschiedenen Temperaturextremen ausgesetzt, z. B. wenn wir aus der beheizten Wohnung nach draußen gehen und umgekehrt. Im Sommer sind solche starken Temperaturwechsel seltener – hier sind vor allem klimatisierte Räume ein Problem.

Durch solch starke Stressoren, wie z. B. einem Kälteschock und starke Temperaturwechsel, die mindestens 15 Minuten lang anhalten, werden sogenannte Hitzeschockproteine (HSP72) gebildet. Studien zeigen, dass durch HSP72 die Expression von ACE2 massiv hochgefahren wird (Hedayati, 2020). Die Tür steht dem Virus daher bei starker Kälte und starken Temperaturwechseln sprichwörtlich weit offen.

Fehlendes Sonnenlicht sorgt für epidemisch schlechten Vitamin-D-Status und verringerte Immunität

Aufgrund seiner antimikrobiellen, immunregulierenden und entzündungshemmenden Eigenschaften sowie seiner Rolle beim Zytokinsturm, ist Vitamin D für unsere Schleimhäute bzw. unser Immunsystem sehr wichtig (siehe Kapitel 8). Die Vitamin-D-Versorgung ist im Winter jedoch erheblich schlechter als im Sommer. Die *Studie zur Gesundheit Erwachsener in Deutschland* (DEGS1) zeigt, dass im Sommer und Herbst zwar auch schon 34 % bzw. 52 % der Erwachsenen einen Vitamin-D-Status unter 50 nmol/l (!) aufweisen, im Frühling und Winter sind es mit 72 % bzw. 82 % jedoch noch weitaus mehr (Rabenberg *et al.*, 2015). Optimale Werte über 75 nmol/l nach Empfehlung der für Vitamin D maßgeblichen *Endocrine Society* sind dementsprechend noch seltener und werden in Deutschland von nur 12 % der Bevölkerung erreicht (Holick *et al.*, 2011).

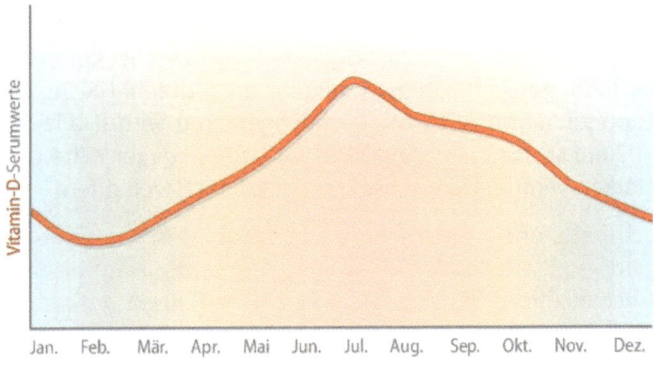

Abb. 2: Vitamin-D-Serumwerte im Jahresverlauf

6.5 Kalte, feuchte und verschmutzte Luft als zentraler Cofaktor

Auch die Region spielt eine wesentliche Rolle für die Schwere der Erkrankung. Im chinesischen Wuhan gab es besonders viele Todesfälle. Das Gebiet liegt in der kalten Jahreszeit unter einem kalten Nebel, da es große Wasserflächen aufweist und zudem vom Jangtse durchzogen wird, dem längsten Fluss Chinas. Zur Zeit der Ausbreitung des Virus lag das Gebiet außerdem unter einer für diese Jahreszeit üblichen dichten Smogdecke. Der kalte Nebel in Kombination mit dem „China-Smog" begünstigte die schweren Krankheitsverläufe, da sich das Virus an die Smogpartikel heften kann. So gelangt es in die Lunge und kann dort eine Lungenentzündung mit Zytokinsturm auslösen (Anbound, 2020). Auf diese Weise entstehen verstärkt die besonders schweren Verläufe, während Infektionen ohne Lungenbeteiligung oft gar nicht wahrgenommen werden. Das Wetter in der norditalienischen Lombardei ist mit seiner Po-Ebene und den großen Seen, wie dem Gardasee, ähnlich ungünstig. Das gleiche gilt für Madrid, New York, London und Paris, in denen zusätzlich die U-Bahnen für eine schnelle Verbreitung gesorgt haben. Das Infektionsrisiko ist bei kalter, feuchter oder gar nebliger, verschmutzter Luft mit Menschenansammlungen am höchsten und die Verläufe am schlimmsten.

Ebenso ungünstig wie kalte, feuchte Luft sind schlecht belüftete Innenräume – in denen eventuell sogar geraucht wird – mit vielen Menschen. Beide Umfelder sind ideal für eine Infektion, die sich leicht bis in die Lunge ausbreiten kann. Hier kann ein einzelner Virus-Träger ausreichen, um die Luft zu infizieren.

6.7 Wie sinnvoll sind Masken?

Die Gefährlichkeit des Virus habe ich im März 2020 so eingeschätzt: Das neue Corona-Virus ist nicht sehr tödlich, aber sehr ansteckend. Ich ging dabei davon aus, dass wir in Europa und den USA zumindest halbwegs so klug damit umgehen würden wie die Menschen in China, Südkorea, Japan und Taiwan – wo das Virus zuerst auftrat. Denn spätestens seit der Spanischen Grippe und seit SARS ist der Nutzen von Masken belegt.

Einen großen Anteil der Millionen Corona-Toten, die wir weltweit zu beklagen haben, verdanken wir der Borniertheit und der mangelnden Vorbereitung des Westens.

Als im Februar 2020 klar war, dass das Virus SARS-CoV-2 auch uns erreichen würde, fiel mir sofort auf, dass die Menschen in Asien diszipliniert Masken tragen. Diese Schutzmaßnahme funktionierte bestens, wie nicht nur die vergleichsweise extrem niedrigen Infektions- und Todeszahlen in gut organisierten Ländern Asiens, sondern auch ältere und neue Studien klar beweisen (z. B. Cheng *et al.*, 2020).

Die WHO, das Robert-Koch-Institut, führende deutsche Wissenschaftler sowie viele Medien unterstützten in der entscheidenden Phase der ersten Welle nicht das Tragen der Masken und hielten es für unnötig. Im März ermahnte der führende COVID-19-Wissenschaftler und Direktor des *Chinese Center for Disease Control and Prevention*, George Gao, Europa und die USA, dass es ein „großer Fehler" sei, keine Masken zu tragen. Gao sagte wörtlich: *"The big mistake in the U.S. and Europe, in my opinion, is that people aren't wearing masks. This virus is transmitted by droplets and close contact. Droplets play a very important role – you've got to wear a mask, because when you speak, there are always droplets coming out of your mouth. Many people have asymptomatic or presympto-*

matic infections. If they are wearing face masks, it can prevent droplets that carry the virus from escaping and infecting others." (Cohen, 2020)

Seit der ersten Corona-Epidemie SARS wurde in einer Studie belegt, dass Masken der wichtigste Schutz vor Corona-Viren sind. Diese Studie erschien 2003 in THE LANCET, dem wohl wichtigsten Medizinjournal (Seta *et al.*, 2003). Am 3. März 2020 erschien eine Studie direkt aus Wuhan, wo die Seuche ausbrach: **Im Zhongnan Hospital der Universität von Wuhan erkrankte von 493 medizinischen Fachkräften kein einziger, der eine FFP2-Maske trug** – obwohl direkt COVID-19-Patienten betreut wurden. Von den 213 Personen, die keine Masken trugen, weil sie wenig Kontakt mit Infizierten hatten, erkrankten zehn. Die Daten wurden in anderen Krankenhäusern von Wuhan bestätigt (Wang *et al.*, 2020). Die Sache war also seit 2003 und spätestens Anfang März recht klar: Masken schützen!

Das Tragen von Masken an Orten erhöhter Infektionsgefahr ist nicht nur zumutbar, sondern absolut notwendig, weil dadurch zahllose Leben gerettet werden.

Nicht nur China, sondern auch die demokratischen Länder Asiens hatten nur einen Bruchteil der Todesfälle der westlichen Welt aufzuweisen. Anfang Februar wurde in **Taiwan** das Militär zur Maskenherstellung eingesetzt. **Kein Lockdown, kluges Handeln, Masken und nur 7 Tote bei 23 Millionen Einwohnern im ersten Jahr der Pandemie** (Worldometers, 2020)**.** Auch so kann eine Pandemie verlaufen! Während man in Spanien und Italien die Menschen einsperrte, produzierte man in Asien Masken, die die ganze Welt trägt.

Es ist auch gut möglich, dass man aus strategischen Gründen die Bevölkerung nicht korrekt informierte. Während sich die

Bevölkerung heftige Schlachten um Klopapier lieferte, tobte im März und April hinter den Kulissen der wirklich überlebenswichtige Krieg um Masken: Die USA, Europa und der Rest der Welt waren komplett unvorbereitet; man hatte kaum FFP2-Masken und OP-Masken für den Schutz des medizinischen Personals, geschweige denn der Bevölkerung. Dies sagt viel über die Prioritäten der westlichen Länder aus. So hatten die USA im Jahr 2019 Rüstungsausgaben in Höhe von über 700 Milliarden US-Dollar, aber keine Masken für Ärzte und Pflegekräfte. Das war auch der Hauptgrund, warum die WHO von Masken abriet – und dies auch immer wieder klar machte: Man wollte vermeiden, dass ca. eine Milliarde Menschen aus den reichen Ländern dem medizinischen Personal in ärmeren Ländern die letzten Masken wegkauft. Doch genau diese Befürchtung trat tatsächlich ein.

Tab. 4: Anzahl der COVID-19-Todesfälle pro 100 000 Einwohner in verschiedenen Ländern (Worldometers)

Land	Maßnahme	COVID-19-Todesfälle pro 100 000 Einwohner	
		Stand: 26.08.2020	Stand 29.06.2021
Taiwan	Masken ab Februar 2020	0,03	2,7
China	Masken ab Januar 2020	0,32	0,3
Singapur	Masken ab Februar 2020	0,46	0,6
Südkorea	Masken ab Februar 2020	0,61	3,9

Japan	Masken ab Februar 2020	1,01	11,7
Indien	Lockdown, Masken	4,74	28,5
Deutsch-land	Masken ab Mai 2020	11,1	108,7
Spanien	Masken ab Mai 2020	62,2	172,7
Italien	Masken ab Mai 2020	58,7	211,2
Vereinigtes Königreich	Masken ab Mai 2020	61,1	187,7
USA	Trump	55	186,1
Brasilien	Bolsonaro	57,1	240,2

Die aktuellsten Daten zu COVID-19 sind einsehbar bei: www.worldometers.info/coronavirus.

Inzwischen sind auch hierzulande Masken als zentrale Schutzmaßnahme anerkannt. Im Auftrag der WHO erschien in der renommierten Fachzeitschrift *The Lancet* eine Übersichtsarbeit über die 172 aussagekräftigsten Studien, darunter 44 Vergleichsstudien, auf der Basis von fast 26 000 Teilnehmern mit folgendem Ergebnis (Chu *et al.*, 2020):

Wer mehr als 1 Meter Abstand zu anderen Menschen hält, reduziert das Infektionsrisiko um 82 % im Vergleich zu einem geringeren Abstand. Je größer der Abstand war, desto mehr sank das Risiko. Wer einen Mund-Nasen-Schutz nutzte, hatte ein 85 % niedrigeres Infektionsrisiko als derjenige, der keine Maske nutzte. Untersucht wurden N95/FFP2-Masken und OP-Masken (oder vergleichbare Masken mit 12-16 Schichten

Baumwolle). Dabei schnitten die N95/FFP2-Masken am besten ab. Auch ein Augenschutz reduzierte das Risiko stark. (Der wird aber quasi immer nur mit Maske angewendet, nicht allein.) Eine chinesische Studie zeigt auch, dass Brillenträger ein viel geringeres Infektionsrisiko haben (Zeng *et al.*, 2020). Daher ist bei erhöhter Infektionsgefahr das Tragen eines Augenschutzes vor allem für Nicht-Brillenträger sinnvoll.

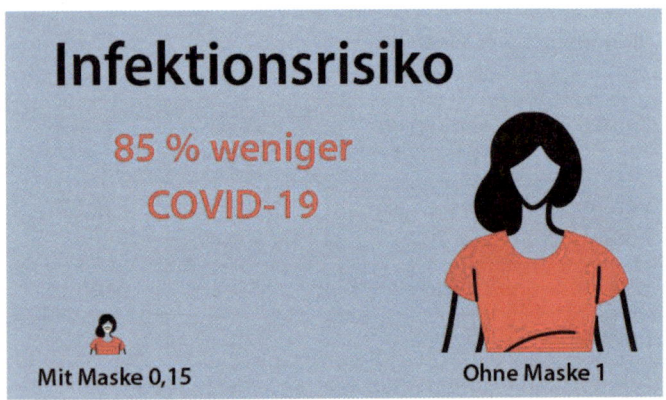

Abb. 3: Einfluss eines Mund-Nasen-Schutzes (Maske) auf das Infektionsrisiko für SARS-CoV-2

In Deutschland war die Stadt Jena Vorreiter bei der Maskenpflicht. Mit dessen Einführung Anfang April 2020 konnte die Zahl der Neuinfektionen deutlich gesenkt werden. Innerhalb von 20 Tagen nach Einführung der Maskenpflicht kam es in Jena nur zu 16 Neuinfektionen – in der künstlichen Kontrollgruppe dagegen zu 62 neuen Fällen. Demnach konnten fast drei Viertel der (angenommenen) Infektionen durch die Masken vermieden werden. Besonders groß war der Effekt in der Altersgruppe der über 60-Jährigen (Mitze *et al.*, 2020).

Berechnungen des US-amerikanischen *Institute for Health Metrics and Evaluation* ergeben, dass Maskentragen einen großen Anteil der COVID-19-Todesfälle verhindern könnte: Wenn 95 % der US-Amerikaner im öffentlichen Raum Masken tragen würden, könnten in den USA innerhalb von vier Monaten (im Zeitraum von August bis Dezember 2020) fast 70.000 Todesfälle verhindert werden – das entspricht nahezu der Hälfte der prognostizierten Todesfälle (IHME, 2020). Dies erklärt auch, warum die Todesraten in Asien vergleichsweise niedrig sind: Dort werden Masken konsequent getragen (siehe Tabelle 5), in Europa während der ersten Infektionswelle und in den USA dagegen nicht.

Rein praktisch sieht das so aus: In einer Starbucks-Filiale in Südkorea kam es im August 2020 zu einem COVID-19-Ausbruch, bei dem sich 27 Gäste ohne Maske bei einer Erkrankten ansteckten. Die Klimaanlage trug vermutlich maßgeblich zur Verbreitung des Virus in dem Raum bei. Alle vier Angestellten konnten sich vor einer Ansteckung schützen – sie trugen Masken (Kim und Kim, 2020).

Kleiner Exkurs: Über Jahrzehnte waren die USA in der medizinischen Forschung führend, wobei ein Großteil der Wissenschaftler seit langem aus Asien (China, Japan, Indien etc.) stammt. Inzwischen veröffentlicht China weltweit 19 % aller wissenschaftlichen Arbeiten, die USA 18 %, Indien 5 %, Deutschland, England und Japan je 4 % (STM, 2018). Unser Bild der Asiaten, die nur auswendig lernen oder kopieren können, ist seit langem überholt. Es lohnt sich also grundsätzlich, nach Asien zu blicken, insbesondere aber bei einer Pandemie, die im Entstehungsland in eindrucksvoller Geschwindigkeit gestoppt wurde. Bei dieser Betrachtung geht es nicht um Menschenrechte, sondern um Wissenschaft, Medizin und Lebensrettung.

Welche Masken schützen wie gut?

Eigentlich besteht schon seit SARS eine gute Evidenz für OP- und FFP2-Masken als Schutz vor Coronaviren. Zur Reduktion der Ansteckungsgefahr ist im öffentlichen Raum und bei Infektionsverdacht auch zu Hause (bei mehreren Personen im gleichen Haushalt) das Tragen eines Mund-Nasen-Schutzes (OP-Maske) notwendig und wirkungsvoll.

Tab. 5: Masken zum Infektionsschutz im Vergleich

Maskenart	Schützt Träger	Schützt Umfeld	Hinweise
Selbstge-machte Baumwoll-maske/Schal	etwas	etwas	Begrenzte Schutzwirkung hinsichtlich der gegenseitigen Infektion
Mund-Nasen-Schutz („OP-Maske")	befrie-digend*	ja*	Ausreichende Schutzwirkung für Träger und Umfeld im Alltag
FFP2-/FFP3-/KN95-/N95-Maske ohne Ventil	ja*	ja*	Schützt Umfeld und die tragende Person bei erhöhtem Infektionsrisiko
FFP2-/FFP3-/KN95-/N95-Maske mit Ventil	ja*	nein	Schützt nur die tragende Person, aber nicht das Umfeld

*bei richtiger Handhabung

Der beste Kompromiss zwischen Selbst- und Fremd-schutz UND ausreichend Atemluft sind für die Allgemein-bevölkerung dicht anliegende OP-Masken.

OP-Masken sind sinnvoll für Personen ohne Risikofaktoren und bei mittlerem Ansteckungsrisiko, also im Alltag. Eigentlich sind sie dafür gedacht, nicht den Träger selbst, sondern andere zu schützen. Sie bieten dennoch einen guten Schutz für den Träger selbst. O'Kelly *et al.* (2020) zeigten in einer Studie, dass gute OP-Masken ganz ähnliche Filtereigenschaften wie FFP2-Masken haben. Nicht das Filtermaterial, sondern vielmehr der bessere Sitz der FFP2-Masken ist entscheidend für die bessere Wirkung. Sowohl FFP2-/KN95-Masken als auch OP-Masken sind deutlich besser als selbstgenähte oder gekaufte Alltagsmasken.

Atemschutzmasken der Schutzklassen FFP2 (entspricht KN95 oder N95) bis FFP3 liegen eng am Gesicht an und schützen den Träger am besten – bei richtiger Handhabung.

Diese Masken sollten bei erhöhtem Ansteckungsrisiko (z. B. in öffentlichen Verkehrsmitteln), von Personen mit Risikofaktoren sowie von medizinischem Personal getragen werden. Das Material von FFP2-/ KN95-Masken kann zu etwa 95 % virus-beladene Aerosole herausfiltern. Die Masken haben also eine hohe Filterleistung, bieten ihren hohen Schutz aber nur, wenn sie ordnungsgemäß getragen werden, d. h. enganliegend. Sie werden vor allem für medizinisches Personal benötigt, welches Kontakt mit Erkrankten hat.

FFP3-Masken bieten den höchsten Schutz, können aber nicht lange getragen werden, weil man damit einfach nicht genug Luft bekommt. Masken mit Filterventil sind angenehmer zu tragen, da man besser atmen kann. Sie schützen allerdings nicht die Umgebung, da der Filter nur die Einatemluft, nicht aber die Ausatemluft reinigt.

Baumwollmasken sind viel weniger wirksam als OP-Masken.

Zu Beginn der Pandemie, als es nicht ausreichend richtige Masken gab, waren Alltagsmasken als „Notlösung" gedacht und in dieser Funktion durchaus sinnvoll und wirksam. Warum aus der Notlösung eine stark propagierte Dauer-lösung wurde, war ein kaum nachvollziehbarer Irrweg. Der Slogan „AHA" (**A**bstand, **H**ygiene, **A**lltagsmasken) erhob die wenig wirksamen Alltagsmasken sogar zum Goldstandard – ohne ausreichende wissenschaftliche Grundlage.

Unter Laborbedingungen können Alltagsmaterialien, wie z. B. Baumwollstoffe, Bakterien und Viren im Vergleich zu OP-Masken nur etwa 60 % so wirksam abhalten (O'Kelly *et al.*, 2020). Zuverlässige Studien zur Wirkung von Alltagsmasken in der breiten Öffentlichkeit kann es nicht geben, da die Wirkung der verschiedenen Alltagsmasken extrem unter-schiedlich ist.

Die Wirkung der Baumwollmasken hängt u. a. von der Stoffart und der Anzahl der Lagen ab. Laut einer *Lancet*-Studie (Chu *et al.*, 2020) sind Baumwollmasken mit 12-16 Schichten vergleichbar mit OP-Masken – und wohl kaum die verbreiteten zweilagigen Modelle.

Inzwischen sind ausreichend „richtige" Masken für die gesamte Bevölkerung vorhanden, so dass die Verwendung von Alltagsmasken nicht mehr notwendig ist und die wirk-sameren OP-Masken verwendet werden können und sollten.

Die Sorge, dass das Virus so klein ist, dass es durch die Maske hindurch gelangen kann, ist unbegründet. Das Gegenteil ist belegt.

Zwar sind die Viren mit einer Größe von 0,06 bis 0,14 μm kleiner als die „Poren" einer OP- oder FFP2-/KN95-Maske (0,3 μm bzw. 0,1-0,3 μm), jedoch fliegen die Viren nicht einfach so durch die Luft. Sie sitzen in Tröpfchen (1-500 μm) und Aerosolen (~ 4 μm), die deutlich größer sind und eben nicht durch die Maske hindurchpassen. Diese Partikel werden auch von einer OP-Maske größtenteils abgefangen – sofern die Maske gut anliegt (Bar-On *et al.*, 2020; Stadnytskyi *et al.*, 2020).

Den Nachweis liefert beispielsweise eine randomisierte Studie, die bereits am 3. April 2020 in der renommierten Fachzeitschrift *Nature* publiziert wurde (Leung *et al.*, 2020): Nach dem Zufallsprinzip wurden 246 Probanden, die an Corona-, echten Grippe- oder Rhino-Erkältungsviren erkrankt waren, in zwei Gruppen aufgeteilt. Die eine Gruppe trug OP-Masken, die andere nicht. Dann untersuchte man die Virusausscheidung: Bei den Corona-Infizierten ohne Maske wurden bei 30 % der Probanden Corona-Viren in den abgegebenen Tröpfchen (Partikel größer als 5 μm) nachgewiesen sowie bei 40 % in den abgegebenen Aerosolen (Partikel kleiner als 5 μm). Im Gegensatz dazu schied kein einziger der Probanden mit OP-Maske noch Corona-Viren in die Umgebungsluft aus. Das bedeutet, dass die OP-Masken alle infektiösen Corona-Viren zurückhalten konnten.

Übrigens war auch eine starke Reduktion von Grippe-viren durch OP-Masken feststellbar, allerdings waren noch Viren messbar.

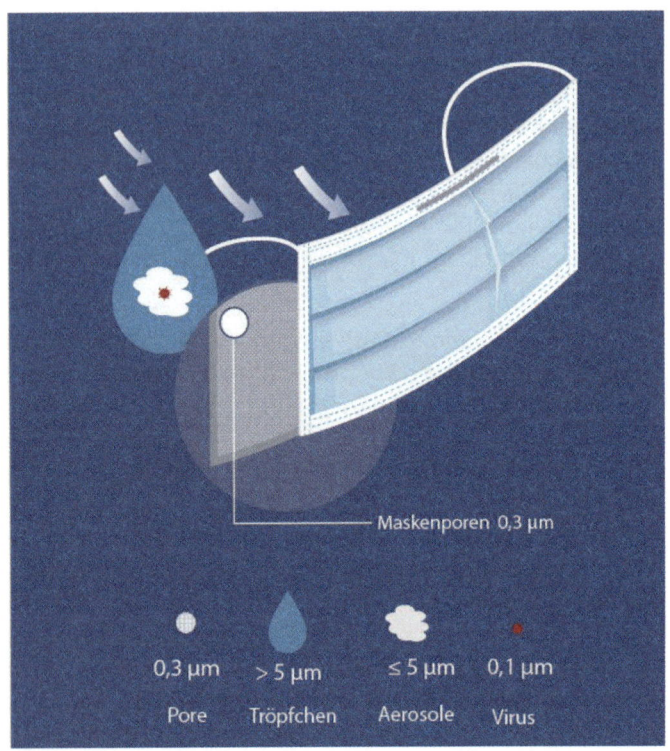

Abb. 4: Größenverhältnis von Tröpfchen, Aerosolen, Corona-Virus und Maskenporen. Die kleinen Viren haften an den deutlich größeren Tröpfchen oder Aerosolen und können die Maske so nicht mehr durchdringen.

Die Virusmenge bei einer Infektion ist entscheidend. Inzwischen wurde von den Wissenschaftlern Gandhi und Rutherford (2020) die These publiziert, dass die Kleinstmengen an Viren, die durch die Maske gelangen, eine Art Impfung darstellen. Diesen Effekt machte man sich bei der ersten Impfung der Menschheitsgeschichte zu Nutze. Bei der

Impfung gegen Pockenviren infizierte man Menschen mit kleinsten Virusmengen und machte sie so immun gegen eine normale Infektion. Tatsächlich ist zu beobachten, dass seit Maskenpflicht in vielen Ländern die Zahl der Infizierten explodiert ist, aber die Zahl der Toten extrem zurückging.

Zumindest in Tierstudien wurde dieser Effekt bereits bei COVID-19 nachgewiesen: Hamster erkrankten an Sars-CoV-2 in Abhängigkeit von der Virusmenge bei Infektion unterschiedlich stark (Chan *et al.*, 2020). Dieser Zusammenhang ist nur logisch und zudem medizinisch bekannt: Die Menge macht das Gift, auch bei Infektionen.

In allen Ländern Asiens mit besonders niedriger Mortalität trug man von Anfang an OP-Masken – keine selbstgemachten Baumwollmasken, Schals etc. Es ist sinnvoll einem Beispiel zu folgen, das funktioniert.

Tipps zur praktischen Anwendung der Masken

Die Filterleistung der Maske sinkt, sobald diese durch die Atemluft durchfeuchtet wird. Deshalb ist ein Wechsel nach zwei bis spätestens vier Stunden sinnvoll. Im Hausgebrauch ist eine Sterilisierung nicht unbedingt notwendig, solange ein Träger immer die gleichen Masken verwendet. Nach dem Trocknen kann die Maske wiederverwendet werden, sodass zwei bis drei Masken im Wechsel verwendet werden können. Spätestens nach einer Woche sollten die Masken allerdings entsorgt werden.

Jede Maske, die an der Nasenspitze sitzt, nützt wenig!

Sehr wichtig für die Schutzwirkung und oft vernachlässigt ist der Sitz der Maske. Die Maske muss bereits oben an der Nasenwurzel ansetzen. Sehr häufig hängt die Maske an der Nasenspitze. Bei OP-Masken haben Asiaten einen natürlichen

Vorteil: Ihre Nasen sind kleiner und OP-Masken liegen dicht an. Bei größeren Nasenformen klafft häufig ein beachtlicher Spalt zwischen Maske und Haut, den virusbeladende Aerosole in großer Menge passieren können. Je näher die Maske an der Nasenspitze sitzt, desto größer der Spalt. In diesem Fall sind FFP2-Masken empfehlenswert, da diese besser anliegen. Auch ein Vollbart kann die Wirkung der Maske z. T. drastisch verschlechtern, weil es zu Lecks kommt.

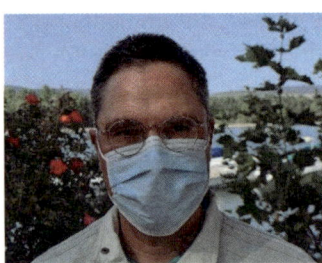 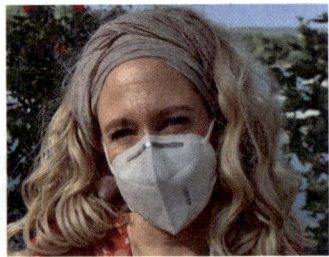

Abb. 5: OP-Maske (links) und FFP2-/KN95-Maske

Schlussfolgerung:

FFP2-/KN95-Masken bieten den besten Schutz und sollten bei erhöhtem Ansteckungsrisiko und von Personen mit Risikofaktoren getragen werden: in stark frequentierten Räumen mit geschlossenem Lüftungskreislauf wie Flughafen, U-Bahn, Krankenhaus etc.

Diese Masken kann man wiederverwenden und benötigt nicht täglich eine neue. Aber wer sie länger als 3–4 Stunden am Stück trägt, sollte eine frische Maske aufsetzen. Die Feuchtigkeit reduziert die Wirkung.

OP-Masken sind der beste Kompromiss zwischen Schutz und gutem Atmen. Sie sind sinnvoll für Personen ohne Risikofaktoren und bei mittlerem Ansteckungsrisiko, also im Alltag.

Kinder: Temperatur messen statt Maskenpflicht

So sinnvoll Masken in der richtigen Situation (in Innen-räumen und bei Menschenansammlungen) sind, so wenig ist eine Maskenpflicht für Kinder in der Grundschule zielführend: Da sie sich kaum an Hygieneregeln halten können, ist ihr Infektionsrisiko ohnehin sehr hoch, der Krankheitsverlauf jedoch fast immer mild. Daher werden sie mit Masken sinnlos traumatisiert.

Eltern sollten besser täglich die Körpertemperatur messen. So kann eine Infektion früh erkannt werden – bereits bevor ein Schnelltest positiv ausfallen würde. Da die Körpertem-peratur von Person zu Person und auch über den Tag hinweg schwankt, ist dies allerdings nur aussagekräftig, wenn täglich und immer zur ähnlichen Uhrzeit gemessen wird.

Typische Fiebertemperaturen bei COVID-19:

- bei Kindern zwischen 0-5 Jahren: ab 38,5 °C (rektal)
- bei Kindern ab 6 Jahren: ab 38,1 °C (oral)
- bei Erwachsenen: ab 38 °C (oral)
- bei Senioren: ab 37,8 °C (oral)
- oder 1 °C über dem individuellen Durchschnittswert

Natürlich werden hinter einem Fieber oft andere Viren und Bakterien stecken, doch in jedem Fall sollte ein Kind dann nicht in den Kindergarten oder die Schule gehen. Bei Kindern treten verstärkt auch Erbrechen und Magenschmerzen als frühe COVID-19-Symptome auf.

Viele regen sich mit Recht über unangemessene Maßnahmen wie Maskenzwang für Kinder im Grundschulalter auf, während sinnvollere Maßnahmen eine breite Akzeptanz erfahren würden.

Warum Masken häufig umstritten sind

Masken sind in der öffentlichen Meinung leider umstritten. So wird in einem bekannten Buch (Bhakdi und Reiß, 2020) folgendermaßen gegen Masken argumentiert:

„Punkt 1) Es gibt keinen wissenschaftlichen Beleg dafür, dass symptomfreie Menschen ohne Husten und Fieber die Erkrankung verbreiten.

Punkt 2) Einfache Masken halten die Viren nicht zurück, gerade wenn man hustet (Bae et al., 2020a).

Punkt 3) Sie schützen bekanntermaßen auch nicht vor Ansteckung.

Größe Corona-Virus: 160 Nanometer (0,16 Mikrometer), Größe „Poren" in einfachem Baumwollmasken 0,3 Mikrometer. Sie fliegen durch herkömmliche Masken oder Mund-Nase-Bedeckung aus Stoff durch wie durch ein offenes Fenster."

Zu diesen Punkten werden allerdings keinerlei stichhaltige wissenschaftliche Belege aufgeführt!

Punkt 1 ist inzwischen klar widerlegt. Hierzu nur eine beispielhafte südkoreanische Studie (Lee *et al.*, 2020): Die Untersuchung mit insgesamt 303 jungen COVID-19-Infizierten (davon 110 asymptomatisch) ergab, dass die Viruslast in den Schleimhäuten bei symptomlos Infizierten genauso hoch ist wie bei Infizierten mit Symptomen. Untersucht wurde die Viruslast in Proben aus dem oberen und unteren Atemtrakt (Nasopharynx- und Oropharynxabstrich sowie Sputum). Die Infektion dauerte bei den asymptomatisch Infizierten mit 17 Tagen nur zwei Tage kürzer als bei den symptomatisch Infizierten mit 19 Tagen. Demnach sind COVID-19-Infizierte auch ohne Symptome lange Zeit ansteckend. Die Ansteckungsgefahr ist sogar direkt vor Einsetzen der Symptome besonders hoch.

Auch in weiteren Studien und Fallberichten wurde dokumentiert, dass die Übertragung des Virus vor dem Auftreten von Symptomen tatsächlich erfolgt ist (WHO, 2020).

Zu **Punkt 2** und **3** fehlen Belege. Wissenschaftlich ist das Gegenteil bewiesen (s. o.). Die einzige zu Punkt 2 angeführte Quelle ist eine Studie, die mit nur vier Probanden durchgeführt und aufgrund von Fehlern in der Durchführung und Auswertung zwei Monate nach ihrer Online-Veröffentlichung zurückgezogen wurde (Bae *et al.*, 2020a; Bae *et al.*, 2020b). Stattdessen lassen sich zahlreiche ordentliche, wissenschaftliche Studien finden, die das Gegenteil belegen und von denen bereits eine kleine Auswahl präsentiert wurde. (Vgl. Kapitel 6.6: Welche Masken schützen wie gut?, Studie von Leung *et al.*, 2020)

Nicht jede wissenschaftliche Quelle hat die gleiche Wertigkeit. Die bereits zitierte Meta-Analyse aus *The Lancet* (Chu *et al.*, 2020) mit 25 697 Probanden und die Studie in *Nature* (Leung *et al.*, 2020) sind zentral, die 4-Probanden-Studie von Bae *et al.* (2020a) ist dagegen wissenschaftlich irrelevant.

Ganz ausdrücklich möchte ich das zitierte Corona-Buch von der früheren wissenschaftlichen Arbeit von Prof. Bhakdi abgrenzen. Prof. Bhakdi hat seinerzeit als Mikrobiologe und Forscher hervorragende Arbeit geleistet und ich schätze ihn als ehrenwerten Kollegen und Menschen ein. Ich teile auch seine Meinung, dass man von Anfang an vernünftiger auf COVID-19 hätte reagieren sollen und die Medien versagt haben. Diese machten viele Fehler und hetzten gegen jede abweichende Stimme, was eine sinnvolle Diskussion im Keim erstickte. Das zitierte Corona-Buch taugt aber leider nicht für eine vernünftige Lösung, sondern sorgt eher für mehr Verwirrung und auch Tote.

7. Warum ist das Delta-Virus für (fast) alle gefährlich?

Für Gesunde ist der ursprüngliche Wildtyp und die Alpha-Variante von SARS-CoV-2 nicht viel gefährlicher als andere Atemwegsviren. Schwere und tödliche Fälle treten in der Regel bei Älteren und bei Personen mit Vorerkrankungen auf (TNCPERET, 2020; Vardavas und Nikitara, 2020). Diese Personenkreise müssen besonders geschützt werden und sich besonders schützen. Zu den Risikofaktoren zählen:

- Hohes Lebensalter
- Männliches Geschlecht
- Bluthochdruck
- Herz-Kreislauf-Erkrankungen
- Diabetes
- Chronische Atemwegserkrankungen (z. B. COPD)
- Immunschwäche
- Zigarettenrauchen

Für den menschlichen Körper ist SARS-CoV-2 ein großer Unbekannter. Das Immunsystem reagiert bei Kindern besonders angemessen und entwickelt spezifische Abwehrmaßnahmen. Bei gesunden Erwachsenen reagierte das Immunsystem auf das weniger infektiöse Alpha-Virus ebenfalls effektiv – auch weil meistens, aufgrund einer geringen Viruslast bei der Infektion, der Krankheitsverlauf langsamer und milder ist. Der Grund für die geringe Viruslast liegt auch in der geringeren Dichte der ACE2-Rezeptoren bei Kindern als Eintrittspforten der Viren.

Das ursprüngliche Virus überrumpelte vor allem die Immunabwehr von Älteren und Vorerkrankten. Das schwache spezifische Immunsystem, welches gezielt Viren und infizierte Zellen erkennt und beseitigt, sprang nicht richtig an. Dafür reagierte das unspezifische Immunsystem prompt über.

Bei schweren Verläufen kann man daher eine Überreaktion des Immunsystems feststellen, die mit einer Überproduktion an Entzündungsmediatoren besonders im Lungengewebe einhergeht, einem sogenannten "Zytokinsturm" (Chen *et al.*, 2020a). Mastzellüberreaktionen stehen dabei im Fokus.

Ein bildhafter Vergleich: Die Überreaktion des Immunsystems gleicht dem Krieg gegen den Terrorismus, den die USA nach dem 11.09.2001 begannen. Statt Terroristen gezielt mit Spezialeinheiten auszuschalten (spezifisches Immunsystem), wurden ganze Länder von Bomben verwüstet (unspezifisches Immunsystem). Die Kollateralschäden einer solch undifferenzierten Kriegsführung sind enorm, ob in der Welt oder im eigenen Körper.

Nun hat die höchstinfektiöse Delta-Variante vieles grundsätzlich verändert: Diese infiziert oft auch Jüngere und Gesunde mit einer hohen Virusmenge und kann dann auch dort regelmäßig zu schweren und tödlichen Verläufen führen, in einigen wenigen Fällen sogar bei Kindern. In den USA überfüllen jetzt ungeimpfte 25- bis 65-Jährige die Intensivstationen. Es gibt in dieser Altersgruppe einen starken Zuwachs der Todesfälle, während diese bei den Älteren durch die Impfungen stark abgenommen haben.

Die Infektion verläuft viel heftiger und schneller, so dass auch ein gutes Immunsystem in der Regel völlig überrumpelt wird. Die Zeiten der asymptomatischen Ersterkrankung sind vorbei, ohne Symptome oder leicht erkranken jetzt fast nur noch Geimpfte und Genese. Dass wir es mit einer ganz anderen Pandemie zu tun haben, wird von den wenigsten wirklich begriffen, aber ich erlebe es täglich.

Was mich persönlich inzwischen etwas beruhigt:

1. Wir haben eine relativ hohe Impfquote unter den Älteren.

2. Die richtigen Masken richtig getragen funktionieren bei Delta auch bestens, um die Virusmenge auf ein harmloses Niveau zu reduzieren.

3. Mit einer guten Vitalstoffversorgung können wir sogar beim Delta-Virus schwere Verläufe und Long Covid in der Regel verhindern. Eine moderate Virusmenge bei der Infektion ist auch hier die Voraussetzung.

4. Eine Delta-Virus-Erkrankung wirkt zumindest auf die mentalen Konzepte vieler Querdenker heilsam, so dass sich allmählich die Wahrheit herumsprechen wird.

Nach wie vor ist der allgemeine Gesundheitszustand sehr wichtig und tatsächlich ist dessen Verbesserung die größte Chance der COVID-Krise. Bei Vorerkrankungen wie Herz-Kreislauf-Erkrankungen, Bluthochdruck und Diabetes können wir sehr viel durch Änderungen der Ernährungs- und Lebensweise verbessern (vgl. Jacob 2013: „Dr. Jacobs Weg – Die effektivsten Maßnahmen zur Prävention und Therapie von Zivilisationskrankheiten"). Damit senken wir nicht nur das Sterberisiko durch COVID-19, sondern viel wichtiger: Wir behandeln die wichtigsten Gesundheitsgefahren unserer Zeit.

7.1 ACE2-Rezeptor als Eintrittspforte des Coronavirus in die Lunge

Über die Heftigkeit einer Infektion entscheidet sehr stark die Virusmenge bei der Infektion. Wie immer macht die Menge das Gift.

Der Grund für eine geringe Virusmenge liegt insbesondere in der Dichte der ACE2-Rezeptoren. An diesen Rezeptor bindet das Virus mit seinem Spike-Protein und dringt dann in die Schleimhautzellen ein.

Treten nur wenige Viren in die oberen Atemwege ein, kann sich das Immunsystem auf die Bedrohung einstellen und aufrüsten. Erobert eine Virenarmee direkt die Lunge – das ist ohne Maske meist der Fall – wird auch das Immunsystem von jungen, gesunden Menschen überrannt und der Ausgang der Schlacht ist ungewiss. Denn sobald das Immunsystem überrumpelt wird, setzt der gefährliche Zytokinsturm ein und es laufen insbesondere Mastzellen als Hauptwaffe der unspezifischen Abwehr Amok.

Bei Risikopatienten – und das ist leider ein sehr großer Personenkreis – stehen die Tore für das Virus weit offen: Sie haben an ihren Schleimhautzellen in der Lunge und anderen Organen eine viel größere Anzahl an ACE2-Rezeptoren, an die das Virus andocken und in den Körper gelangen kann, als Gesunde und Kinder (Radzikowska *et al.*, 2020). Zu diesen Risikopersonen gehören: Senioren, Übergewichtige, Raucher sowie Personen mit Bluthochdruck, Asthma und Lungenerkrankungen wie COPD. Genau das sind die bekannten Personengruppen mit stark erhöhtem Risiko für einen schweren COVID-19-Krankheitsverlauf. Bei diesen Risikogruppen treten bei der Erstinfektion wesentlich mehr Viren in den Körper ein. Auch Männer haben mehr ACE2-Rezeptoren und daher auch ein deutlich höheres Risiko als Frauen und Kinder.

In der Nase haben wir alle diese ACE2-Rezeptoren. Solange das Virus in Nase und Rachen bleibt, ist der Verlauf meistens harmlos. Doch befällt das Virus die Lunge und andere Organe, so sind bestimmte Personengruppen besonders gefährdet.

Eine besonders hohe Virusmenge bei der Infektion kann aber auch bei Gesunden mit wenig ACE2-Rezeptoren schwere Infekte auslösen. Zum Verhängnis wurde das wohl dem chinesischen Arzt, der die Epidemie als erster entdeckte. Und regelmäßig erwischt es jetzt in der Delta-Welle gesunde Menschen, die nicht realisiert haben, dass wir ein erstmals wirklich hochgefährliches Virus haben.

Fakten und Studien für alle, die es genau wissen wollen:

Das Angiotensin-konvertierende Enzym ACE2 hat eine besondere Doppelfunktion als Enzym und als Rezeptor in der Zellmembran. Dort ist ACE2 der Haupteintrittspunkt für das Coronavirus SARS-CoV-2 und spielt eine entscheidende Rolle bei der Auslösung von COVID-19. Das Virus bindet mit den Spike-Proteinen an seiner Oberfläche an den ACE2-Rezeptor an und kann dadurch in die Zelle eindringen. Der ACE2-Rezeptor sitzt in den Zellmembranen von Herz, Lunge, Nieren, Magen-Darm-Trakt, in den Endothelzellen der Blutgefäße und im Nervensystem (daher der typische Geschmacksverlust). In diese Organe kann das Corona-Virus daher besonders gut eindringen und sich replizieren, was das Multiorganversagen bei schweren COVID-19-Fällen erklärt.

2020 ist neben dem 20. Geburtstag von ACE2 auch das Jahr, in dem es traurige Berühmtheit erlangte. Während es in einem normalen Jahr etwa 150 Einträge in der wissenschaftlichen Datenbank Pubmed einfährt, waren es allein im ersten Halbjahr 2020 schon fast 900.

Neben ACE2 zählt auch die Transmembran-Serin-Protease 2 (TMPRSS2) zu den wichtigsten Zelleintrittspforten für SARS-CoV-2 in der Lunge. Die Gene, die für diese Proteine in den oberen und unteren Atemwegen verantwortlich sind, sind nicht bei jedem Menschen in gleichem Maße aktiv, sondern variieren in Abhängigkeit von Alter und Krankheitsstatus. Bei Rauchern und bei Patienten mit chronisch obstruktiver Lungenerkrankung (COPD) sind die entsprechenden Gene hochreguliert, so dass sich eine deutlich größere Anzahl dieser Rezeptoren auf der Lungenschleimhaut befindet. Patienten mit Bluthochdruck weisen erhöhte Expressionswerte beider Gene im Blut auf, Asthmatiker erhöhte Werte von ACE2 (Sharif-Askari *et al.*, 2020).

Die Aktivität dieser beiden Zelleintrittsproteine für das Coronavirus ist (mit-)entscheidend für den unterschiedlich schweren Krankheitsverlauf von COVID-19 bei Kindern, Erwachsenen und Personen mit Vorerkrankungen. Ist ACE2 in der Lunge besonders aktiv – wie es bei vielen Vorerkrankungen der Fall ist –, begünstigt dies einen lebensbedrohlichen Krankheitsverlauf. Kinder sind hingegen durch eine schwache ACE2-Aktivität geschützt und erkranken nur selten schwer.

7.2 Wichtigste Risikofaktoren und Vorerkrankungen

Bluthochdruck

Bluthochdruck ist neben dem Alter der wichtigste Risikofaktor für einen schwerwiegenden bis tödlichen Verlauf von COVID-19. Dies hängt direkt mit dem Renin-Angiotensin-System und ACE2 zusammen, welche bei Bluthochdruck hoch reguliert sind. ACE2 ist der Eintrittsort des Virus.

Bluthochdruck ist auch ein Marker für vorhandene Gefäßprobleme, denn bei Bluthochdruck liegt eine endotheliale Dysfunktion – eine Funktionsstörung des Endothels – zugrunde. Das Endothel ist eine dünne Zellschicht, die die Blutgefäße von Innen auskleidet. Das Endothel dient nicht nur als Begrenzung, sondern erfüllt noch viele weitere wichtige Funktionen. Bei COVID-19 entsteht eine systemische Endothelitis (Entzündung des Endothels), die das Endothel stark beeinträchtigt. Ist das Endothel wie bei Bluthochdruck vorgeschädigt, können sich Thromben noch leichter ablagern, die Durchblutung beeinträchtigen und zu einem Gefäßverschluss führen. Dies ist ein weiterer Faktor, der dazu führt, dass Personen mit Bluthochdruck ein erhöhtes Risiko für einen tödlichen Verlauf der Erkrankung haben.

Um Ihr persönliches Risiko realistisch einzuschätzen, messen Sie Ihren Blutdruck nicht nur in Ruhe, sondern auch mal unter Stress (z. B. auf der Arbeit) und unter körperlicher Belastung. Ein normaler Blutdruck ist 120/80 mmHg.

Blutdrucksenker verbessern übrigens zwar den Blutdruck, aber nicht die zugrunde liegende endotheliale Dysfunktion.

Ein medikamentös eingestellter Bluthochdruck ist somit immer noch ein Risikofaktor für einen schweren Krankheitsverlauf.

Metabolisches Syndrom

Die Risikofaktoren für COVID-19 zeigen starke Überschneidungen mit den Diagnose-Kriterien für das Metabolische Syndrom:

Diagnose-Kriterien für das Metabolische Syndrom:
(Moebus *et al.*, 2008)

1. **Abdominale Adipositas:** Taillen-/Bauchumfang > 102 cm bei Männern bzw. > 88 cm bei Frauen

2. **Blutdruck** ≥ 130/85 mmHg

3. **Nüchternglukose** ≥ 100 mg/dl
   oder ein **Gelegenheitszucker** ≥ 200 mg/dl
   oder ein bekannter **Diabetes mellitus Typ 2**

4. **Triglyzeride** ≥ 150 mg/dl

5. **HDL-Cholesterin** ≤ 40 mg/dl bei Männern bzw. ≤ 50 mg/dl bei Frauen

Die Diagnose Metabolisches Syndrom wird gestellt, wenn mindestens drei der fünf Kriterien erfüllt sind.

Das Metabolische Syndrom setzt sich aus der oben genannten Gruppe kardiovaskulärer Risikofaktoren zusammen und führt deutlich vermehrt zu Herz-Kreislauf-Erkrankungen und Diabetes mellitus Typ 2, begünstigt aber auch die Entwicklung einer Alzheimer-Demenz (de la Monte, 2012) sowie von Krebserkrankungen. Das Metabolische Syndrom ist assoziiert mit einer chronischen Entzündung, die durch hohe Zytokinspiegel, erhöhte Akute-Phase-Proteine und eine Aktivierung proentzündlicher Signalwege charakterisiert ist. Das

Fettgewebe in Bauch und Leber ist an der Entstehung dieser chronischen Entzündungsreaktion maßgeblich beteiligt. Das Metabolische Syndrom bietet daher beste Voraussetzungen für einen gefährlichen Zytokinsturm, der kennzeichnend für einen schweren Verlauf von COVID-19 ist (s. u.).

Eine zentrale Rolle beim metabolischen Syndrom spielt das **Hormon Cortisol**, das bei chronischem Stress und säurebildender Ernährung (viel tierisches Protein, Salz) im Körper erhöht ist. Auch Fettgewebe, vor allem Bauchfett, produziert viel Cortisol.

Cortisol unterdrückt das Immunsystem und fördert die Ausscheidung der Mineralstoffe Calcium, Magnesium und Kalium über den Urin und begünstigt damit die latente Übersäuerung des Körpers. Gleichzeitig fördert Cortisol die Ansammlung von Natriumchlorid im Körper, führt zu Wasseransammlungen und erhöht den Blutdruck. Cortisol spielt also eine entscheidende Rolle im Schädigungsmechanismus einer säurebildenden Ernährung.

Auch wenn das Metabolische Syndrom bei Betroffenen in der Regel keine großen Beschwerden verursacht, so darf es auf keinen Fall unterschätzt werden. Denn die einzelnen Erkrankungen, die das Metabolische Syndrom ausmachen, begünstigen und verstärken sich gegenseitig. Zu den möglichen Spätfolgen des Metabolischen Syndroms zählen u. a.:

- Diabetes mellitus Typ 2
- Arthrose von Knie- und Hüftgelenken
- Herz-Kreislauf-Erkrankungen, Herzinfarkt
- Schlaganfall und Demenz
- Krebserkrankungen

Die Ernährungstherapie des Metabolischen Syndroms erfordert eine Umstellung der Ernährung auf eine pflanzenbetonte, fettarme, zucker- und salzreduzierte Kost.

Schlafmangel steht mit Übergewicht, Bluthochdruck und Insulinresistenz im Zusammenhang und kann das Metabolische Syndrom fördern. Stressreduktion und ausreichend guter Nachtschlaf sind daher essentiell für die Prävention und Therapie des Metabolischen Syndroms.

Rauchen

Raucher haben ebenfalls ein deutlich höheres Infektionsrisiko, weil Rauchen die Schleimhäute und das Immunsystem schwächt und die Endothelschicht der Blutgefäße angreift. E-Zigaretten sind zwar nicht gesund, aber immerhin eine viel bessere Alternative. Trotzdem: JETZT ist der beste Zeitpunkt, mit dem Rauchen aufzuhören.

7.3 Der „Zytokinsturm": die Fehlreaktion des Immunsystems als zentrale Todesursache

Bei Älteren und Vorerkrankten wird die Abwehr von SARS-CoV-2 überrumpelt und das spezifische Immunsystem, welches gezielt Viren und infizierte Zellen erkennen und beseitigen soll, springt nicht richtig an. Dafür springt das unspezifische Immunsystem ein – und reagiert prompt über. Patienten mit schwerem Krankheitsverlauf zeigen eine Überreaktion des Immunsystems, die mit einer Überproduktion an Entzündungsbotenstoffen (Zytokinen) besonders im Lungengewebe einhergeht, einem sogenannten "Zytokinsturm" (Chen *et al.*, 2020a).

Im Serum schwerkranker Personen wurden sehr hohe Konzentrationen des Interleukin-2-Rezeptors (IL-2R) und von Interleukin-6 (IL-6) gemessen, im Gegensatz zu leicht erkrankten Personen. Die beiden Serum-Zytokine sind demnach wichtige Marker für die Schwere des Krankheitsverlaufs (Chen *et al.*, 2020a). In einer US-Studie wiesen stark erhöhte Werte von Interleukin-6 und -8 sowie des Tumornekrosefaktors (TNF) zum Zeitpunkt der Krankenhausaufnahme auf einen schweren Krankheitsverlauf hin (del Valle *et al.*, 2020).

Ein Zytokinsturm ist eine gefährliche Überreaktion des Immunsystems, welche schwerwiegend bis tödlich verlaufen kann. Hohe Konzentrationen entzündungsrelevanter Zytokine werden gebildet, die wiederum Immunzellen dazu anregen, weitere Zytokine zu bilden. Die daraus resultierende Immunreaktion beruhigt sich nicht automatisch wieder, sondern schießt über das Ziel hinaus. Das macht das Ganze so gefährlich.

Die Bradykinin-Hypothese

Bradykinin ist ein Botenstoff mit Histamin-ähnlichen Wirkungen, der die Gefäße durchlässig macht. Laut Frank van de Veerdonk trägt Bradykinin vermutlich stark zur besonderen, beatmungsresistenten COVID-19-Lungenentzündung bei (van de Veerdonk *et al.*, 2020). Etwa die Hälfte der beatmeten Patienten verstirbt trotz Beatmung. Veerdonk bestätigt damit eine neue vielversprechende Theorie:

Der zweitschnellste Supercomputer der Welt im Oak Ridge National Lab hat 2,5 Milliarden Gen-Kombinationen berechnet, um COVID-19 besser zu verstehen. Dafür brauchte er über eine Woche. Die Auswertung des Computers ergab eine neue Theorie über die Auswirkungen von COVID-19 auf den Körper: die Bradykinin-Hypothese. Für den Studienleiter

Jacobson kristallisierte sich die Bradykinin-Hypothese als großes Aha-Erlebnis heraus, um viele der COVID-19-Besonderheiten zu erklären (Garvin *et al.*, 2020).

SARS-CoV-2 „kapert" ACE2, um in die Zellen einzudringen und diese zu schädigen, wodurch ACE2 herunterreguliert, seine Schutzwirkung reduziert und schädliche Angiotensin-II-Effekte verstärkt werden (Chung *et al.*, 2020). Eine weitere Nebenwirkung: Da ACE und ACE2 für den Abbau von Bradykinin verantwortlich sind, kommt es zu einem Bradykinin-Sturm und einer Entzündungskaskade. Der ACE2-Rezeptor, das Renin-Angiotensin-System (RAS) und sein Einfluss auf die Entwicklung eines Bradykinin-Sturms spielen daher eine zentrale Rolle für den Krankheitsverlauf.

Das Virus wirkt in der Zelle also wie ein natürlicher ACE2-Hemmer, was z. B. den trockenen Husten und die Geschmacksstörungen erklärt – typische Nebenwirkungen von ACE-Hemmern. Jacobsons Team empfiehlt neben Medikamenten auch Vitamin D, da dieses unter anderem im RAS-System eine wichtige Rolle spiele.

Übrigens: ACE-Hemmer (ACE-Inhibitoren) sollte man nicht wegen COVID-19 absetzen: Die unterschiedlichen enzymatischen Eigenschaften von ACE und ACE2 führen auch dazu, dass ACE-Hemmer keinen Effekt auf die Aktivität von ACE2 haben (Bader, 2020).

Behandlung des Zytokinsturms

In der Klinik wird Cortison in Form von Dexamethason zur Behandlung des Zytokinsturms eingesetzt. Dieses sehr starke Immunsuppressivum hat bei beatmeten Patienten mit COVID-19 die meisten Leben gerettet, wie eine Studie aus Oxford belegt (RECOVERY Collaborative Group, 2021). Dies zeigt sehr deutlich, dass die Menschen nicht am Virus versterben, sondern an der Überreaktion des eigenen Immunsystems. Durch die Blockade des eigenen Immunsystems kann das Überleben gesichert werden. Dabei ist entscheidend, zu welchem Zeitpunkt der Infektion (Virusvermehrung, Zytokinsturm), welche Behandlung eingesetzt wird. Cortison, das den Zytokin- und Bradykinin-Sturm, aber auch das gesamte Immunsystem hemmt, sollte nur im späteren Krankheitsstadium verabreicht werden, wenn es bereits zu einer Überreaktion des Immunsystems gekommen ist.

Vorbeugend sinnvoll sind Substanzen, die einerseits eine antivirale, antibakterielle Wirkung haben und andererseits immunmodulierend wirken. Sie können das geschwächte Immunsystem stärken und gleichzeitig eine überschießende Entzündungsreaktion verhindern.

Die entscheidende Rolle von Vitamin D zur Optimierung des Immunsystems und zur Milderung des Zytokinsturms ist inzwischen sehr gut belegt. Neue Studien zeigen, dass auch Vitamin K eine bedeutende Rolle zukommt und besonders bei schweren Verläufen ein ausgeprägter Mangel vorliegt, der den Calcium-Stoffwechsel stört und die Blutgerinnung fördert (s. u.).

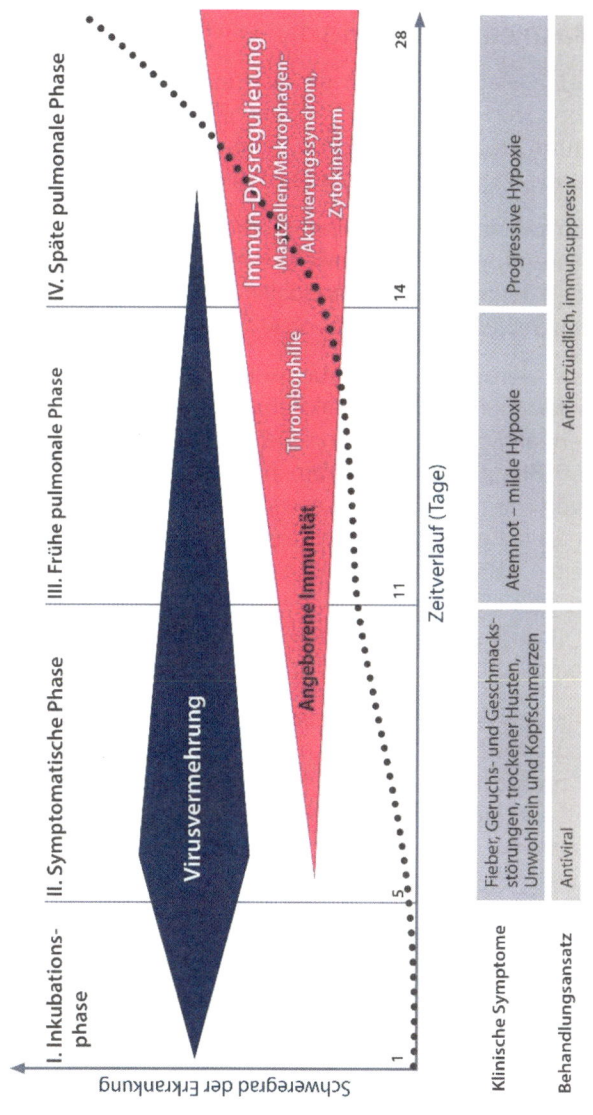

Abb. 6: Phasen der COVID-19-Erkrankung

7.4 Mastzellaktivierung

Bei COVID-19-Patienten kann es zu einer unkontrollierten Produktion von Zytokinen kommen, was in einem Zytokinsturm eskalieren kann (s. o.). Dabei scheinen Makrophagen und Mastzellen eine zentrale Rolle zu spielen.

Mastzellen zählen zu den weißen Blutkörperchen und sind für die unspezifische Immunabwehr von besonderer Bedeutung. Jede allergische und pseudoallergische Reaktion, wie z. B. auf einen Bienenstich, wird von Mastzellen vermittelt.

Mastzellen werden als Reaktion auf einen Kontakt mit Krankheitserregern wie Viren, Bakterien oder Parasiten sowie Allergenen aktiv. Sie kommen über den ganzen Körper verteilt im Bindegewebe vor, am häufigsten in der Submucosa von Darm und Atemwegen und in der Lederhaut, in der Nähe von Gefäßen und Nerven. Die multifunktionalen Immunzellen helfen eine Infektion zu bekämpfen, indem sie zahlreiche verschiedene Stoffe wie Entzündungsmediatoren, Zytokine und Histamin freisetzen und die Immunabwehr koordinieren.

Beim Mastzell-Aktivierungssyndrom (MCAS) sind die Mastzellen „hyperaktiv" und schütten zu viel Histamin und andere Botenstoffe aus. MCAS ist eine chronische Multisystemerkrankung mit entzündlichen und allergischen Komponenten.

Die von den Mastzellen ins Bindegewebe entlassenen Substanzen sind vor allem:

- Histamin (u. a. Gefäßerweiterung, Ödembildung, Anlocken von Entzündungszellen)
- Heparin

- Serin-Proteinasen (aktvieren die Entzündungskaskade des Komplementsystems)

- Prostaglandine (Schleimproduktion, Kontraktion der Atemwegsmuskulatur)

- Leukotriene (Kontraktion der Atemwegs-muskulatur, Gefäßerweiterung, erhöhte Gefäßdurchlässigkeit)

- Zytokine (Entzündungsbotenstoffe)

Genau diese Prozesse und Stoffe spielen bei COVID-19, der COVID-Lungenentzündung und bei Long Covid eine zentrale Rolle. Die Aktivierung der Mastzellen ist dafür maßgeblich verantwortlich. Das Virus SARS-CoV-2 aktiviert die Mast-zellen, woraufhin diese Zytokine und Histamin ausschütten, was übermäßige antivirale Immunreaktionen auslösen und die Entwicklung eines Zytokinsturms verursachen kann. Bei dem Zytokinsturm kommt es zu einer Kaskade von immer stärkeren Immunreaktionen, die das Immunsystem erschöp-fen, was schließlich zu Organversagen und tödlicher Atem-not führen kann (Hafezi *et al.*, 2021). Die Mastzellen schütten auch Heparin aus, das wiederum die Bildung von Bradykinin fördert (Oschatz *et al.*, 2011). Der Bradykininsturm bei COVID-19 beruht stark auf überaktiven Mastzellen.

Bei der Autopsie von Patienten, die an COVID-19 verstorben waren, wurde eine Anhäufung von Mastzellen in der Lunge festgestellt. Diese wurde als Ursache für Lungenödem, Entzündung und Thrombose vermutet (Hafezi *et al.*, 2021). Es konnte auch nachgewiesen werden, dass die Mastzellen bei Patienten mit COVID-19 vermehrt aktiviert sind – in Abhängigkeit vom Schweregrad der Erkrankung (Tan *et al.*, 2021).

Ein Großteil der Hyperinflammation (schwere Entzündungs-reaktion), die bei COVID-19 auftritt, entspricht denjenigen Entzündungsformen, die durch eine Mastzellaktivierung ausgelöst werden können. Medikamente gegen Mastzellen oder deren Mediatoren haben sich bei COVID-19 bereits als hilfreich erwiesen (Afrin *et al.*, 2020a).

Mastzell-Aktivierungssyndrom betrifft etwa 17 % der deutschen Bevölkerung

Das Mastzell-Aktivierungssyndrom (MCAS) ist ein prognos-tischer Faktor, der einen schweren COVID-19-Krankheits-verlauf sowie Long Covid wahrscheinlicher macht. MCAS ist in Deutschland bei 17 % der Bevölkerung verbreitet (Molderings et al., 2013). Diese Zahl stimmt sehr eng mit den Schätzungen zur Prävalenz eines schweren Krankheits-verlaufes überein. Dem hyperinflammatorischen Zytokin-sturm bei schweren COVID-19-Fällen könnte in vielen Fällen eine dysfunktionale Reaktion der Mastzellen im Rahmen eines MCAS zugrunde liegen – und nicht die normale Reaktion der Mastzellen. Diese Erkenntnisse sind therapeu-tisch und prognostisch von enormem Nutzen (Afrin *et al.*, 2020a). Bei allen Allergien, Pseudo-Allergien (Unverträglich-keiten) und Autoimmunerkrankungen spielen Mastzellen eine wesentliche Rolle.

Merke: Personen, die eine erhöhte Mastzellaktivierung und Histamin-Intoleranz haben, müssen mit einem schwereren Krankheitsverlauf rechnen.

Leider ist die Diagnose eines MCAS aufgrund der vielfältigen, unspezifischen Symptome schwierig (siehe Tabelle 6).

Tab. 6: Beteiligung von Organen und Systemen beim Mastzell-Aktivierungssyndrom (MCAS). Die kursiv hervorgehobenen Zustände treten auch bei einer akuten COVID-19-Infektion und/oder Long Covid-Syndrom auf (Afrin *et al.*, 2020a).

Organ/System	Symptom/Befund
Konstitution	*Müdigkeit, Fieber, Schüttelfrost, Gewichtsverlust*, Gewichtszunahme
Ohren, Nase und Rachen	*Bindehautentzündung, Schnupfen, Nasennebenhöhlenentzündung, Störung oder Verlust des Geruchs- oder Geschmackssinns, Tinnitus, Hörverlust, Halsschmerzen*
Nerven	*Kopfschmerzen*, Migräne, *Bewusstseinstrübung, Angstzustände, Depressionen, Schlaflosigkeit, Krampfanfälle*
Herz-Kreislauf	*Schmerzen in der Brust, Herzklopfen, niedriger Blutdruck*
Lunge	*Husten, Atemnot, Keuchen*
Urogenital-Trakt	Häufigkeit und Dringlichkeit des Wasserlassens, Dysurie (erschwertes oder schmerzhaftes Wasserlassen), Schmerzen im Beckenbereich, LUTS (Symptome des unteren Harntraktes) bei Frau und Mann
Speiseröhre	*Sodbrennen, Schluckstörung,* Globusgefühl („Kloß im Hals"), *Brustschmerzen*

Organ/System	Symptom/Befund
Magen	*Dyspepsie (Oberbauchbeschwerden), Übelkeit, Erbrechen*
Dünndarm und Dickdarm	*Blähungen, Nahrungsmittelunverträglichkeit, Bauchschmerzen, Durchfall, Verstopfung*
Leber	*Erhöhte Transaminasen (spezifische Enzyme), Lebervergrößerung*
Speicheldrüsen	*Anschwellen*
Lymphgefäße	*Schwellung der Lymphknoten*
Haut	*Rötung, Juckreiz, Urtikaria (Nesselsucht), Hämangiome (Blutschwämmchen), Knötchen, Hautausschläge, Haarausfall*
Muskuloskelettal	*Muskel- und Gelenkschmerzen, Ödeme*

Diagnose eines MCAS

Bei der MCAS-Diagnose ist das Vorhandensein der entsprechenden Symptome der wichtigste Faktor. Daneben können Biopsien verschiedener Organe auf Mastzellen untersucht und eine begrenzte Zahl an Laborparametern (die Mastzellmediatoren Histamin, Methylhistamin und Prostagladin D2 in Blut oder Urin) bestimmt werden (Afrin *et al.*, 2020b). Die Labordiagnostik ist jedoch nicht eindeutig und aufgrund der schubweisen Degranulation der Mastzellen häufig falsch negativ (Kohno *et al.*, 2021). Aussagekräftig sind die Laborwerte nur innerhalb von vier Stunden nach einem Schub

(Empfehlung: Methylhistamin im Urin), im Intervall sind sie meist im Normalbereich (Shibao et al., 2005). Fehlende Auffälligkeiten bei Laborwerten und Biopsien sollten daher nicht zum Ausschluss der Diagnose führen.

Behandlung von COVID-19-Patienten mit MCAS

Die Erkennung des Zytokinsturms und die Verhinderung der Freisetzung von Mastzellmediatoren ist entscheidend für die richtige Behandlung der Patienten und könnte den Schweregrad von COVID-19 erheblich verringern. Medikamente, die auf die Funktionen von Mastzellen abzielen, könnten für die Behandlung von COVID-19 von großem Nutzen sein (Hafezi et al., 2021). Antiallergische Medikamente (Ketotifen), Antibiotika (Clarithromycin) und besonders Kortikosteroide (Hydrocortison, Dexamethason) haben sich in Studien als hochwirksame Mastzellenstabilisatoren erwiesen. Dabei hat leider Cortison zwar die beste Wirkung, aber auch die stärksten Nebenwirkungen. Diese häufig verwendeten Medikamente könnten daher auch bei der Behandlung von COVID-19 und Long Covid hilfreich sein (Kazama, 2020).

In Kapitel 11.4 werden ausführlich natürliche und medikamentöse Mittel zur Stabilisierung von Mastzellen beschrieben.

7.5 Azidose erhöht Sterblichkeit dramatisch

Beim Akuten Atemnotsyndrom, das bei COVID-19 häufig auftritt, kommt es im Blut zu einem Sauerstoffmangel (Hypoxie). Gleichzeitig wird das Abatmen überschüssiger Säuren reduziert und saures Kohlendioxid reichert sich im Blut an. Zusammen mit den altersbedingt ohnehin bereits eingeschränkten Pufferfunktionen des Blutes führt dies unweigerlich zu einer Azidose, einer starken Übersäuerung des Blutes.

Laut einer Studie aus Wuhan leiden Patienten mit schwerem COVID-19-Krankheitsverlauf daher recht häufig unter einer dekompensierten Azidose. In der Studie hatten 30 % der Patienten, die an der Krankheit verstorben waren, eine Azidose (16 von 54), bei den Überlebenden war es nur 1 % (1 von 137) (Zhou *et al.*, 2020). Die verstorbenen Patienten hatten fast alle Atemnot, Akutes Lungenversagen (ARDS) und Sepsis. Das Vorliegen einer dekompensierten Azidose sagte in der genannten Studie mit höchster Wahrscheinlichkeit einen tödlichen Krankheitsverlauf voraus: Ohne Azidose verstarben 22 % der Patienten, mit Azidose 94 %. Die Sterbewahrscheinlichkeit war bei Vorliegen einer Azidose 16–fach erhöht.

COVID-19-Patienten mit und ohne Diabetes entwickeln relativ häufig eine Ketose und Ketoazidose, welche den Verlauf und die Mortalität deutlich verschlimmert. Die Ketose erhöht die Dauer des Krankenhausaufenthalts und die Sterblichkeit (Li *et al.*, 2020).

Die Diagnosekriterien für eine „Azidose" erfassen nur die dekompensierte Azidose. Von den Patienten mit Atemnot dürfte ein viel größerer Anteil eine noch metabolisch kompensierte respiratorische Azidose aufweisen. Je besser der Körper die respiratorische Azidose bei einer Atemnot noch mit Basenreserven puffern kann (und damit eine dekompensierte Azidose vermeiden kann), desto besser die Überlebenschancen. Die typischen Risikogruppen mit Diabetes und Nierenerkrankungen haben hier die schlechtesten Kompensationsmechanismen und versterben daher am häufigsten. Entsprechend häufig trat akutes Nierenversagen bei 50 % der Verstorbenen auf, bei den Überlebenden nur zu 1 %.

Die Azidose beim Akuten Atemnotsyndrom senkt den pH-Wert im Blut. Das Calcium wird infolgedessen aus seiner

Proteinbindung freigesetzt und erhöht deutlich die Menge an freiem Calcium im Blut. Dieses aktiviert die Blutgerinnung und reagiert vermehrt mit dem Phosphat im Blut zu Calciumphosphat. Patienten mit einem schweren Krankheitsverlauf hatten ein 7-fach höheres Risiko für niedrige Calciumwerte und ein 15–fach höheres Risiko für niedrige Phosphatwerte als Patienten mit einem mäßigen Verlauf, bei denen kein Sauerstoffmangel und Azidose auftraten (Yang *et al.*, 2020). Das Calciumphosphat fällt aus und kann sich als Salz ablagern: Die Gefäße und deren Bindegewebsfasern verkalken, Durchblutungsstörungen werden begünstigt.

Lebensgefährliche Mineralstoffmängel bei COVID-19

Calcium: Im Rahmen der typischen Atemnot-bedingten Azidose bei COVID-19 kommt es zu einer bedeutsamen Störung des Calcium-Haushalts. Daher überrascht es nicht, dass bei COVID-19-Patienten eine Hypocalcämie sehr weit verbreitet ist. In zwei Studien wurden bei 75 % bzw. 82 % aller Patienten bei der Krankenhausaufnahme zu niedrige Calcium-Spiegel im Blut (Hypocalcämie) festgestellt (Sun *et al.*, 2019; Di Filippo *et al.*, 2020). Patienten mit niedrigem Calcium-Spiegel wiesen einen deutlich schlechteren Krankheitsverlauf auf. Sie hatten häufiger Organschäden und einen septischen Schock sowie eine höhere 28-Tage-Mortalität (Sun *et al.*, 2019).

Dass Entzündungen immer Kalzifizierungsprozesse zur Folge haben, ist seit langem in der Medizin bekannt. Die genauen Mechanismen treten nun bei COVID-19 besonders offensichtlich und lebensbedrohlich auf.

Die wichtigsten Ursachen des Calciummangels (Hypocal-cämie) bei COVID-19 sind:

- Calcium wird für die Virusvermehrung verbraucht.
- ACE2 und Bradykinin verlagern Calcium aus dem Blut in Muskel- und Endothelzellen.
- Durch Hypoxie/Azidose freigesetztes Calcium fällt als Calciumphosphat aus.
- Durch Hypoxie/Azidose freigesetztes Calcium aktiviert die Blutgerinnung.
- Durch Azidose gehen in der Zelle Kalium und Magnesium verloren, während sich Calcium, Natrium und Protonen anreichern. Folge: Reduktion des Membranpotentials und Zellödem.
- Entzündungsreaktionen senken den pH-Wert (lokale Azidose) und führen dort zur Calciumausfällung und Bildung von Calciumkristallen.
- Calcium bindet an entzündungsgeschädigte Binde-gewebsfasern in Lunge und Gefäßen.
- Der häufige Mangel an Vitamin K und D stört den Calcium-Haushalt und begünstigt eine überschießende Entzündungsreaktion, Thrombenbildung sowie Bindegewebsschäden in Lunge und Gefäßen und erhöht stark die Mortalität.

(Zu den weiteren möglichen Ursachen des gestörten Calcium-Stoffwechsels gehören eine Übersekretion von Parathormon, eine verminderte Nahrungsaufnahme, Hypo-proteinämie, Hypomagnesiämie und Wechselwirkungen mit Medikamenten.)

Merke: Calcium sollte nicht als Calciumphosphat, sondern als basenbildendes Calciumcitrat oder -laktat über den Tag verteilt und am besten in isotoner Lösung getrunken werden. Wichtig sind moderate Dosen von max. ca. 550 mg am Tag. Höhere Dosen könnten die Kalzifizierung fördern.

Der Calcium-Haushalt wird nicht nur von den Vitaminen D3 und K2, sondern auch maßgeblich von Kalium und Magnesium reguliert.

Kalium: Eine Hypokaliämie ist bei Patienten mit COVID-19 sehr häufig. Die zentrale Bedeutung von Kalium, des wichtigsten Elektrolyts in jeder Zelle, wird immer noch oft unterschätzt. Ein Großteil der Bevölkerung ist schon vor einer COVID-Erkrankung stark unterversorgt, da die Hauptquelle pflanzliche Rohkost wie Gemüse und Obst sind.

Rund ein Drittel der Zellenergie wird dafür aufgewendet, mittels der Natrium-Kalium-Pumpe Kalium in die Zelle und Natrium aus der Zelle zu pumpen, um das Membranpotential aufrecht zu erhalten. Denn Kalium bestimmt das Membranpotential, das die Basis der „Zellbatterie" darstellt und zahllose zentrale Zellprozesse ermöglicht. Kalium normalisiert den Blutdruck, ist wichtig für die Endothel-Gefäßgesundheit, reguliert den Herzrhythmus und senkt stark das Schlaganfallrisiko. Kaliumcitrat schützt die Nieren und erhält die Knochensubstanz, indem es u. a. die Calciumausscheidung senkt (z. B. Jacob, 2013).

Der massive Kaliumverlust bei COVID-19 beruht zum einen auf einer gestörten Aktivität des Renin-Angiotensin-Systems. SARS-CoV-2 bindet an das Angiotensin-konvertierende Enzym 2 (ACE2) und fördert dessen Abbau. Daher ist die Gegenaktivität von ACE2 auf das Renin-Angiotensin-System reduziert. Dies führt zu einer vermehrten Rückresorption von

Natriumchlorid und Wasser sowie Ausscheidung von Kalium, was den Blutdruck erhöht. Zusätzlich haben COVID-19-Patienten häufig gastrointestinale Symptome wie Durchfall und Erbrechen, was zu Störungen im Elektrolythaushalt führen kann (Chen *et al.*, 2020b).

Bei Hypokaliämie neigt das Herz zu Rhythmusstörungen, die häufig aus Extrasystolen bestehen, aber auch mit Vorhofflimmern und Kammerflimmern, bis hin zum Herzstillstand und Tod, einhergehen können. Herzrhythmusstörungen sind bei COVID-19-Patienten häufig und erhöhen deutlich die Sterblichkeit. Typische Folge einer Hypokaliämie sind neben Herzarrhythmien auch Muskelschwäche, vermehrte Calcium-Ausscheidung über die Nieren, Insulinresistenz, Bluthochdruck und ein stark erhöhtes Schlaganfall-Risiko.

Die Wiederherstellung der Kaliumspeicher sollte allerdings nicht mit säurebildendem Kaliumchlorid, sondern mit basenbildendem Kaliumcitrat erfolgen, da eine weitere wesentliche Ursache des Kaliummangels eine anhaltende Azidose ist. Eine akute Azidose verlagert Kalium aus den Zellen (im Austausch mit Protonen) ins Blut und kann kurzfristig zu einer Hyperkaliämie führen. Dieses Kalium geht rasch über die Nieren endgültig verloren. Daher sind für eine anhaltende Azidose niedrige Kaliumwerte auch im Serum typischer. Dies spiegelt einen ausgeprägten Kaliummangel in den Zellen UND im Serum wider.

Merke: 1,5 g Kalium in Form von basenbildendem Kaliumcitrat sollten über den Tag verteilt am besten in isotoner Lösung getrunken werden. (Cave: Kontraindikationen wie Nierenversagen)

Magnesium: Eine Hypomagnesiämie ist bei Intensivpatienten häufig mit einer Prävalenz von bis zu 65 % (Micke *et al.*, 2020). Herzrhythmusstörungen treten bei schweren

COVID-19-Verläufen häufig auf und sind auch durch den Mangel an Kalium und Magnesium verursacht. Magnesium spielt aber auch für das Immunsystem eine wichtige Rolle. Bei einem Magnesiummangel sind zahlreiche Immunfunktionen gestört, u. a. der Vitamin-D-Stoffwechsel.

Merke: 375 mg Magnesium in Form von basenbildendem Magnesiumcitrat sollten über den Tag verteilt am besten in isotoner Lösung getrunken werden.

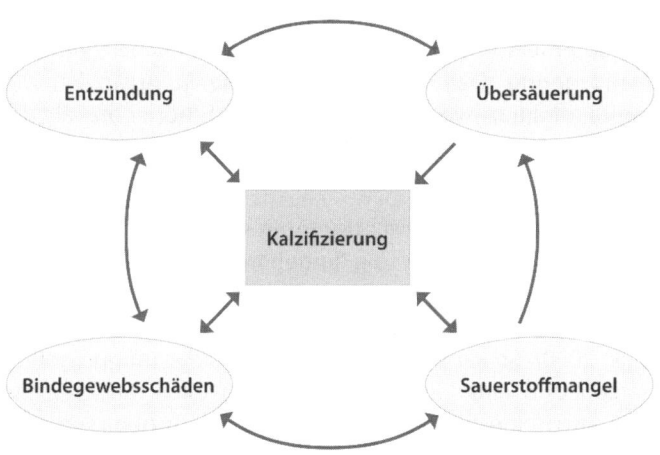

Abb. 7: Gesamtüberblick: Entzündung, Übersäuerung, Sauerstoffmangel und Bindegewebsschäden stehen in engem Zusammenhang, verstärken einander und fördern die Kalzifizierung in degenerativen Prozessen.

8. Vitamin D: zentral für das Immunsystem mit vielen positiven Nebenwirkungen

Jeweils in den Monaten nach der Wintersonnenwende schlägt die Grippe am heftigsten zu. Der Grund: Die geringe Sonneneinstrahlung lässt die Vitamin-D-Blutspiegel in den Keller sinken. Auch der Ausbruch von COVID-19 erfolgte im Winter, als die Vitamin-D-Werte sehr niedrig waren. In der südlichen Hemisphäre, die zum selben Zeitpunkt das Ende des Sommers erreicht hatte, waren die tödlichen Verläufe relativ gering. Dafür fiel beispielsweise in Australien die zweite Infektionswelle im Winter deutlich höher aus als die erste im Sommer, was auf niedrigere Vitamin-D-Spiegel zurückzuführen sein könnte.

Vitamin D erfüllt sehr wichtige Aufgaben im Immunsystem und spielt sowohl für die angeborene als auch für die erworbene Immunantwort eine wichtige Rolle. Hierbei wirkt Vitamin D immunmodulatorisch, also regulierend (Siddiqui *et al.*, 2020). So kann Vitamin D einerseits das Immunsystem stärken und einer Infektion entgegenwirken, andererseits aber auch eine übermäßige Immunreaktion hemmen und antientzündlich wirken (Musafi *et al.*, 2020).

Vitamin D ist entscheidend für die Aktivierung der Immunabwehr. Die T-Lymphozyten (T-Zellen) des Immunsystems sind auf Vitamin D angewiesen, um aktiv zu werden. Ist nicht ausreichend Vitamin D vorhanden, so bleiben sie im Ruhezustand und können nicht auf schwere Infektionen reagieren und diese bekämpfen (von Essen *et al.*, 2010). Insbesondere die Funktionstüchtigkeit der CD-8 T-Zellen spielt eine ganz zentrale Rolle für den Krankheitsverlauf bei COVID-19 und auch für die Impfung gegen COVID-19. Daher könnte die Vitamin-D-Versorgung auch einen Einfluss auf die Wirksamkeit der Impfung haben (Sadarangani *et al.*, 2015).

Vitamin D ist derart immunregulierend und entzündungshemmend und daher wirkungsvoll gegenüber Krankheitserregern, dass man vom „antibiotischen Vitamin" spricht (Helfrich *et al.*, 2007; Raloff, 2006; Zasloff, 2006).

Auch und gerade gegen virale Erkrankungen ist Vitamin D von großer Bedeutung. Der Vitamin-D-Spiegel bestimmt den Grad der Immunantwort gegen Virusinfektionen. Ein Vitamin-D-Mangel kann die Anfälligkeit für Virusinfektionen erhöhen. So stehen beispielsweise niedrige Vitamin-D-Spiegel mit dem vermehrten Auftreten von stark belastenden Viruserkrankungen wie Grippe, COVID-19, Hepatitis und AIDS in Verbindung (Siddiqui *et al.*, 2020).

Sämtliche Studien, die zu COVID-19 zitiert werden, stammen aus der Zeit der Alpha-Variante. Praktische Erfahrungen zeigen, dass auch bei Delta-Virus-Infektionen Vitamin D eine sehr positive Wirkung hat. Da das Delta-Virus aber heftigere und schnellere Verläufe induziert, sind hier bereits vor einer Infektion Vitamin-D-Blutwerte von 75-150 nmol/l besonders wichtig, die das Immunsystem stabilisieren. Erfolgt die Vitamin-D-Gabe erst später im Verlauf, ist die Wirkung stark reduziert, weil es nicht mehr rechtzeitig in die aktive Form umgewandelt wird. Entsprechend können klinische Studien enttäuschend ausfallen.

8.1 Gute Vitamin-D-Versorgung senkt die Gesamtsterblichkeit

Vitamin D hilft nicht nur bei COVID-19 und andere Atemwegserkrankungen. Das Sonnenvitamin senkt nachweislich die Gesamtsterblichkeit – und das nach höchsten wissenschaftlichen Standards: Die Cochrane-Metaanalyse aus über 56 randomisierten Studien mit insgesamt 95 286 Teilnehmern ergab, dass eine gute Vitamin-D-Versorgung die allgemeine Sterblichkeit bei älteren Menschen signifikant verringert, sowohl bei eigenständig Lebenden als auch bei Heimbewohnern. Die Behandlung von etwa 150 Personen über fünf Jahre rettet ein zusätzliches Leben (Bjelakovic *et al.*, 2014).

Ein solch hoher Nutzen bei gleichzeitig geringen Kosten ist bei herkömmlichen Medikamenten selten. Statine, die zu den meistverkauften Medikamenten weltweit gehören, verhindern beispielsweise einen Herzinfarkt bzw. Schlaganfall, wenn sie von 60 bzw. 268 Personen fünf Jahre lang eingenommen werden. Dabei sind die Cholesterinsenker deutlich teurer als Vitamin D und haben zahlreiche Nebenwirkungen. Acetylsalicylsäure (ASS) verhindert innerhalb von fünf Jahren sogar nur einen Schlaganfall oder Herzinfarkt unter 1.667 Menschen.

Eine Vitamin-D-Supplementierung aller über 50-Jährigen in Deutschland mit nur 1000 I.E. pro Tag könnte beispielsweise 13 % aller Krebstodesfälle verhindern. Das sind jährlich 30 000 Leben, die durch diese einfache und verträgliche Maßnahme gerettet werden könnten. Gleichzeitig würde dies mit einer Kostenersparnis von 254 Millionen Euro einhergehen. Diese hochaktuellen Berechnungen wurden vom Deutschen Krebsforschungszentrums (DKFZ) durchgeführt, die weltweit wohl angesehenste deutsche wissenschaftliche Institution (Niedermaier *et al.*, 2021).

Die Studie von Zittermann und Kollegen (2009) brachte ähnliche Ergebnisse: Lediglich 7 % der Studienteilnehmer erreichten einen Serumwert von mehr als 75 nmol/l (30 ng/ml) 25-OH-Vitamin-D, der durchschnittliche Serumwert belief sich auf 41 nmol/l (16,4 ng/ml). Anhand von Berechnungen wurde ermittelt, dass jedes Jahr 18.300 Leben in Deutschland gerettet werden könnten, wenn die gesamte deutsche Bevölkerung einen 25-OH-Vitamin-D-Serumwert von mindestens 75 nmol/l (30 ng/ml) erreichen würde.

8.2 Vitamin-D-Supplementierung senkt Risiko und Sterblichkeit akuter Atemwegserkrankungen

Aufgrund seiner antimikrobiellen, immunregulierenden und entzündungshemmenden Eigenschaften reduziert Vitamin D das Risiko für akute Atemwegserkrankungen. Zu diesen zählen z. B. eine akute Bronchitis, eine Lungenentzündung und COVID-19.

Eine Meta-Analyse von Doppelblindstudien ergab: Die Gabe von Vitamin D senkte bei Personen mit niedrigem Vitamin-D-Ausgangsstatus die Wahrscheinlichkeit für akute Atemwegserkrankungen, wie z. B. akute Bronchitis und Lungenentzündung, auf das 0,3-Fache (Martineau *et al.*, 2017). Die Wahrscheinlichkeit für einen Atemwegsinfekt reduzierte sich durch die Supplementierung also um 70 %. Diese bedeutende Meta-Analyse wurde im renommierten *British Medical Journal* veröffentlicht. Sie basiert auf 25 Doppelblindstudien (höchster wissenschaftlicher Standard) zur Vitamin-D-Supplementierung mit über 11.000 Studienteilnehmern.

Die WHO empfiehlt aufgrund dieser Daten eine Vitamin-D-Supplementierung zur Prävention von Atemwegsinfekten (Aponte und Palacios, 2017). Diese erstklassige Studie nach höchsten klinischen Standards alleine sollte ausreichen, um eine Vitamin-D-Supplementierung zumindest für alle älteren Personen mit einem Vitamin-D-Mangel – der gerade bei dieser Bevölkerungsgruppe extrem verbreitet ist – zu veranlassen. Doch wer hat hierzulande von dieser Studie gehört? Während wir täglich über Impfungen und (meist sehr teure) Medikamente informiert wurden, hörte man entweder nichts oder sogar Falsches in den Medien über Vitamin D. Vitamin D ist zu billig und nicht patentierbar, sodass ihm schlichtweg die Lobby fehlt.

In einer Studie des bereits zitierten DKFZ mit 9548 Personen zwischen 50-75 Jahren, wiesen die Teilnehmer mit Vitamin-D-Insuffizienz (30-50 nmol/l) und Vitamin-D-Mangel (<30 nmol/l) eine stark erhöhte Sterblichkeit durch Atemwegserkrankungen auf. Bei Vitamin-D-Insuffizienz betrug die Sterblichkeit das 2,1-Fache, bei einem Mangel das 3,0-Fache. **Insgesamt konnten 41 % der Todesfälle durch Atemwegserkrankungen auf eine unzureichende Vitamin-D-Versorgung zurückgeführt werden** (Brenner *et al.*, 2020). Die Autoren des DKFZ schlussfolgern: "Vitamin-D-Insuffizienz und -Mangel sind weit verbreitet und für einen großen Anteil der Sterblichkeit durch Atemwegserkrankungen bei älteren Erwachsenen verantwortlich." Die Autoren weisen ausdrücklich auf das enorme Potential von Vitamin D in Bezug auf die COVID-19-Pandemie hin.

In einer dreijährigen klinischen Studie senkte die Einnahme von Vitamin D die Erkrankungshäufigkeit für Grippe und Erkältungen drastisch und hob sogar die saisonale Häufung von Infekten auf, das heißt, im Winter und Sommer kam es gleich selten zu Infekten (Aloia *et al.*, 2007). Vitamin D senkt zudem das Risiko einer bakteriellen Sekundärinfektion. Das ist besonders bedeutend, da speziell bakterielle Lungenentzündungen häufig zu schwerwiegenden Komplikationen führen und für die meisten Todesfälle im Zusammenhang mit Influenza-Infektionen verantwortlich sind.

In einer klinischen Studie mit 400 Kindern wurde die präventive Wirkung von Vitamin D3 auf die saisonale Grippeerkrankung untersucht (Zhou *et al.*, 2018). Jeweils die Hälfte der Kinder im Alter von 3-12 Monaten erhielt über einen Zeitraum von vier Monaten täglich Vitamin D3 in einer niedrigen (400 I.E.) oder hohen (1200 I.E.) Dosierung. Am Ende des Untersuchungszeitraums litten in der Gruppe mit 1200 I.E. Vitamin D3 deutlich weniger Kinder an einer Infektion mit dem Influenza-A-Virus (43 von 164 Kindern) als in der Gruppe mit 400 I.E. Vitamin D3 (78 von 168 Kindern). Zudem verschwanden die Symptome Fieber, Husten und keuchender Atem schneller. Die Viruslast reduzierte sich im Zeitverlauf bei beiden Gruppen signifikant, in der Hochdosis-Gruppe jedoch deutlich stärker. Nebenwirkungen traten nur äußerst selten auf und waren unabhängig von der Höhe der Dosierung.

8.3 SARS-CoV-2-Infektionsrisiko bei Vitamin-D-Mangel erhöht

Bei COVID-19 handelt es sich um eine akute Atemwegserkrankung, die bei schlechtem Immunstatus zu einer systemischen Erkrankung eskalieren kann. Entsprechend ist auch das SARS-CoV-2-Infektionsrisiko bei einem Vitamin-D-Mangel nachweisbar stark erhöht.

Das Virus SARS-CoV-2 gelangt in die menschlichen Zellen, indem es an den Zellrezeptor ACE2 (Angiotensin-konvertierendes Enzym 2, s. o.) andockt. Denselben Weg nutzten auch die Viren der damaligen SARS-Pandemie (Zhou *et al.*, 2020b). Vitamin D steht eng mit dem Renin-Angiotensin-System in Verbindung. Vitamin D hemmt das Renin-Angiotensin-System und reguliert auf diesem Weg den Blutdruck und Entzündungen (Musavi *et al.*, 2020). Ein langfristiger Vitamin-D-Mangel kann zur übermäßigen Aktivierung des Rezeptors ACE2 führen, so dass mehr Viren in den Körper gelangen können (Li, 2011). Eine verstärkte Aktivierung von ACE2 erhöht zudem den Blutdruck, den wichtigsten Risikofaktor bei COVID-19.

In einer von u. a. Michael F. Holick veröffentlichten Studie (Kaufman *et al.*, 2020) wurden über 190 000 Patienten eingeschlossen. Die SARS-CoV-2-Ergebnisse der Patienten wurden mit den Vitamin-D-Werten der Patienten aus den letzten 12 Monaten in Zusammenhang gesetzt. Die SARS-CoV-2-Positivitätsrate war bei den Patienten mit "defizienten" 25(OH)D-Werten (< 20 ng/mL) deutlich höher (12,5 %) als bei den Patienten mit normalen Werten (30-34 ng/mL) (8,1 %) und den Patienten mit Werten ≥ 55 ng/mL (5,9 %). **Damit erhöhte ein Vitamin-D-Mangel das Infektionsrisiko um 50 % im Vergleich zu guten Werten und um 112 % im Vergleich zu hohen Vitamin-D-Blutwerten!** Dieser Zusammenhang hatte über alle Breitengrade, Ethnien, Geschlechter und Alter hinweg Bestand.

Holick ist Arzt und Biochemiker und der weltweit bedeutendste Vitamin-D-Wissenschaftler. Er identifizierte als erster sowohl Calcidiol, die zirkulierende Hauptform von Vitamin D, als auch Calcitriol, die aktive Form von Vitamin D.

Auch in einer US-Studie mit 489 COVID-19-Patienten geht ein unbehandelter Vitamin-D-Mangel im letzten Jahr mit einem stark erhöhten Risiko für eine COVID-19-Erkrankung einher. Veröffentlicht wurde diese in JAMA, einer der bedeutendsten Fachzeitschriften (Meltzer *et al.*, 2020).

8.4 Je niedriger der Vitamin-D-Wert, desto schwerer der COVID-19-Verlauf und desto höher die Sterblichkeit

Epidemiologische Studien zeigen einen klaren Zusammenhang zwischen einem Vitamin-D-Mangel und der Schwere des Krankheitsverlaufs sowie der Sterblichkeit bei COVID-19: Eine Meta-Analyse aus 27 Studien zeigt, dass ein Vitamin-D-Mangel mit einem deutlich erhöhten Risiko für einen schweren bis hin zu tödlichem COVID-19-Verlauf einhergeht. Bei Patienten mit schwerem Krankheitsverlauf trat ein Vitamin-D-Mangel häufiger auf als bei leichtem Verlauf. Ein Vitamin-D-Mangel erhöhte im Zusammenhang mit COVID-19 die Wahrscheinlichkeit ins Krankenhaus eingeliefert zu werden um 81 % und zu sterben um 82 % (Odds Ratio: 1,81 bzw. 1,82) (Pereira *et al.*, 2020).

In einer retrospektiven Studie der Uni Heidelberg konnte gezeigt werden, dass ein Vitamin-D-Mangel auch bei COVID-19 zu schwererem Krankheitsverlauf und erhöhtem Sterberisiko führt. 41 der 185 Patienten (22%) hatten bei Einlieferung in die Klinik einen Vitamin-D-Mangel. Dabei war der Grenzwert für einen Mangel mit < 12 ng/ml (30 nmol/l) sehr niedrig angesetzt. Das Sterblichkeitsrisiko war für die Patienten mit einem Vitamin-D-Mangel über 14-mal höher als für Patienten ohne Mangel. Das Risiko für einen schweren Krankheitsverlauf (künstliche Beatmung und/oder Tod) war 6-mal höher für Patienten mit Vitamin-D-Mangel. Die typischen Störfaktoren wie Alter, Geschlecht und Vorerkrankungen sind hierbei statistisch berücksichtigt und herausgerechnet (Radujkovic *et al.*, 2020).

Auch aktuelle Doppelblind-Studien belegen klar, dass Vitamin D den Krankheitsverlauf stark abmildert. (Vgl. Kapitel 8.6)

Es ist schockierend, dass angesichts der vorhandenen Daten noch keine offiziellen Empfehlungen zur Vitamin-D-Supplementierung in Deutschland ausgesprochen wurden. Das erinnert mich stark an die falsche Positionierung zum Tragen von Masken, die weltweit Hunderttausende das Leben gekostet hat. Die Behandlung des in Deutschland weit verbreiteten Vitamin-D-Mangels wäre eine extrem preiswerte Maßnahme, die nachweislich auch die Gesamtsterblichkeit senkt.

Die Kombination eines niedrigen Vitamin-D- und Vitamin-K-Status (25(OH)D < 50 nmol/L sowie dp-ucMGP ≥ 361 pmol/L) ist besonders problematisch und **geht in einer Studie aus den Niederlanden mit einer 46 % erhöhten Gesamtsterblichkeit einher (van Ballegooijen et al., 2020).** Die Synergie von Vitamin D und K wird später ausführlicher thematisiert. (Vgl. Kapitel 8.13 und 9)

8.5 Länder mit schlechter Vitamin-D-Versorgung haben höhere COVID-19-Sterblichkeit

In einer Studie wurden die durchschnittlichen Vitamin-D-Spiegel in 20 europäischen Ländern in Relation mit der Erkrankungs- und Sterblichkeitsrate an COVID-19 gesetzt. Das Ergebnis zeigt eine negative Korrelation: Je schlechter die Vitamin-D-Versorgung innerhalb eines Landes, desto häufiger sind Erkrankungen und Todesfälle aufgrund von COVID-19 (Ilie et al., 2020).

In europäischen Ländern, in denen der durchschnittliche Vitamin-D-Spiegel bei 50 nmol/l oder niedriger liegt, sind die COVID-19-Todesraten mehr als doppelt so hoch wie in Ländern mit einem durchschnittlichen Vitamin-D-Spiegel über 50 nmol/l (RR=2,155) (Ahmad et al., 2021).

Ein Leitartikel der Zeitschrift *Alimentary Pharmacology & Therapeutics* thematisiert den Zusammenhang zwischen dem Breitengrad, auf dem man lebt, und der Sterblichkeit aufgrund der Erkrankung COVID-19. In Ländern, in denen die Hauptstadt unterhalb des 35. nördlichen Breitengrades liegt, verläuft die Erkrankung demnach deutlich milder als in nördlicheren Ländern. Auf dieser Grundlage sehen die Autoren einen Zusammenhang zum Vitamin-D-Spiegel, denn oberhalb dieses Breitengrades ist die Sonneneinstrahlung im Winter nicht ausreichend, um Vitamin D in der Haut zu bilden (Rhodes *et al.*, 2020). Zur Orientierung: Sizilien liegt auf dem 37. nördlichen Breitengrad, Deutschland zwischen dem 47. (südlichster Punkt) und dem 55. Nördlichen Breitengrad (nördlichster Punkt).

Ein interessanter Aspekt dabei: In den nordischen Ländern ist die Sterblichkeit an COVID-19 relativ gering. In diesen Ländern ist jedoch die Nahrungsergänzung mit Vitamin D gängig und ein Vitamin-D-Mangel vergleichsweise selten. In Italien und Spanien – zwei stark betroffene Länder – ist ein Mangel an Vitamin D dagegen unerwartet häufig (Ilie *et al.*, 2020; Rhodes *et al.*, 2020).

Auch US-amerikanische Zahlen deuten auf einen Zusammenhang zwischen dem Vitamin-D-Spiegel und dem COVID-19-Krankheitsverlauf hin: Personen mit schwarzer Hautfarbe (34,7 Tote/100.000 Einwohner) sterben 2,6-mal häufiger an der Erkrankung als Personen mit weißer Hautfarbe (13,1 Tote/100 000 Einwohner) (APM, 2020). Zahlen aus dem Vereinigten Königreich zeichnen dasselbe Bild: Personen mit schwarzer Hautfarbe weisen hier eine 4,3-mal höhere Sterblichkeit an COVID-19 auf als Personen mit weißer Hautfarbe (White und Nafilyan, 2020).

Passend dazu ergab eine Studie aus dem Jahr 2011, dass Personen mit dunkler Haut und Hispanos deutlich häufiger an einem Vitamin-D-Mangel (< 20 ng/ml) leiden. Während von allen Testpersonen 41,6 % einen Mangel hatten, waren bei den Personen mit dunkler Hautfarbe 69,2 % und bei den Hispanos 82,1 % betroffen (Forrest und Stuhldreher, 2011).

Je stärker die Pigmentierung der Haut, desto stärker muss die Sonneneinstrahlung sein, damit der Körper selbst Vitamin D bilden kann. Ein Großteil der USA liegt jedoch nördlich des 35. nördlichen Breitengrades und weist damit eine nur schwache Sonneneinstrahlung auf. Personen mit dunkler Hautfarbe haben daher häufiger einen Vitamin-D-Mangel als Personen mit heller Haut.

8.6 Vitamin-D-Gabe bei COVID-19 senkt das Risiko für schweren Krankheitsverlauf und Tod

Auch randomisierte Interventionsstudien zu Vitamin D und COVID-19 bestätigen die Erkenntnisse der epidemiologischen Studien und zeigen, dass die hochdosierte Gabe von Vitamin D in Form von Calcifediol (Calcidiol) während des Krankenhaus-Aufenthaltes zu erheblich weniger Intensiveinweisungen und zu einer geringeren Sterblichkeit führt:

In einer randomisierten spanischen Interventionsstudie mit 930 COVID-19-Patienten wurde das Risiko für eine Behandlung auf der Intensivstation durch Gabe von Calcifediol während des Krankenhausaufenthaltes um 82 % reduziert, die Sterblichkeit um 64 % (Nogués *et al.*, 2021). Die exakte Dosierung lag bei 532 µg an Tag 1 und 266 µg an Tag 3, 7, 15 und 30. Konkret starben in der Vitamin-D-Gruppe 36 (6,5 %) von 551 Patienten, in der Kontrollgruppe ohne Calcifediol 57 (15 %) von 379 Patienten. Diese Effekte übertrafen deutlich andere COVID-19-Therapien. Da die Behandlung ausgesprochen gut anschlug, wurde die Kontrollgruppe aus ethischen

Gründen verkleinert und war dann kleiner als die Interventionsgruppe. Die Studie wurde dafür kritisiert und auf starken Druck zurückgezogen. Wie viel absurder kann „Wissenschaft" noch argumentieren und werden?

(Wir haben die Studie und die Kritik daran analysiert und halten das Zurückziehen für nicht gerechtfertigt. Unsere Argumente für die Studie finden Sie am Ende dieses Kapitels.)

Auch in einer weiteren spanischen Studie mit 76 Patienten konnte die hochdosierte Gabe von Vitamin D in Form von Calcifediol (532 µg bzw. 21.280 I.E. am Tag der Einlieferung, 266 µg bzw. 10.640 I.E. an Tag 3 und 7 sowie darauffolgend wöchentlich) während des Krankenhausaufenthalts den Krankheitsverlauf sehr positiv beeinflussen.

Von 50 Patienten, die Vitamin D bekamen, musste nur einer auf der Intensivstation behandelt werden, von den 26 Patienten, die kein Vitamin D bekamen, dagegen die Hälfte! In der Vitamin-D-Gruppe gab es keine Todesfälle, in der Kontrollgruppe verstarben zwei Patienten (Entrenas Castillo *et al.*, 2020).

Bei dem verwendeten Calcifediol handelt es sich um die Hormonvorstufe Calcidiol, die ähnlich wie Vitamin D3 (Cholecalciferol) im Körper noch in das aktive Hormon Calcitriol umgewandelt wird. Der Unterschied zu Vitamin D3: Die Umwandlung von Calcidiol in die aktive Form (Calcitriol) läuft schneller ab, da es sich um eine Zwischenform im Vitamin-D-Stoffwechsel handelt. Es wirkt also nicht besser, sondern nur schneller (was im Falle einer schweren Infektion sehr wichtig sein kann).

Die Umwandlung von Vitamin D3 zu Calcitriol benötigt bis zu 7 Tage (Heaney *et al.*, 2008). Daher sollte vor allem beim Delta-Virus die ausreichende Versorgung mit Vitamin D bereits vor einer Infektion bestehen. Soll ein Vitamin-D-

Mangel bei bestehender Infektion mit SARS-CoV-2 ausgeglichen werden, so sollte Vitamin D – wie in den genannten Studien – besser in Form von Calcifediol eingesetzt werden.

Das ist auch der Grund, warum klinische Studien bei COVID-19-Patienten mit reiner Vitamin-D3-Gabe zu gemischten oder keinen Ergebnissen führen können. Da das Vitamin D nicht mehr rechtzeitig in die aktive Form konvertiert werden kann, kann es gar nicht wirken.

Eine quasi-experimentelle Studie vom Universitätsklinikum Angers konnte zeigen, dass eine regelmäßige Einnahme von Vitamin D einem schweren COVID-19-Verlauf besser vorbeugen konnte als hohe Bolus-Gaben nach der Diagnose der Krankheit (Annweiler *et al.*, 2020).

Eine Studie in der spanischen Region Andalusien untersuchte den Einfluss der Vitamin-D-Einnahme vor der Krankenhausaufnahme auf die Sterblichkeit von COVID-19-Patienten: In der retrospektiven Studie wurden alle andalusischen Patienten einbezogen, die zwischen Januar und November 2020 in Krankenhäusern wegen COVID-19 behandelt wurden. Von den 16.401 Patienten hatten 416 in den 30 Tagen vor der Krankenhausaufnahme Vitamin D als Vitamin D3 verschrieben bekommen, 210 Patienten Calcifediol. Beide Vitamin-D-Formen gingen mit einer erhöhten Überlebensrate einher, wobei der Effekt von Calcifediol stärker war (Loucera *et al.*, 2021).

Andalusien konnte auch einen beeindruckenden Erfolg durch die präventive Einnahme von Vitamin D vermelden: Die Regionalregierung hatte im November 2020 Calcifediol an Risikogruppen verteilt, vor allem auch an Personen in Alten- und Pflegeheimen – mit einem beachtlichen Erfolg: Die Zahl an COVID-19-Todesfällen pro Millionen Einwohner sank von 187 im November

2020 auf 11 Anfang Januar 2021 – eine Reduktion von 94 %, und das sogar in der kritischen, kalten Winterzeit (Consejería de Salud y Familias, 2020; Chu, 2021). Wie viel genau die Vitamin-D-Gabe zu diesem Effekt beigetragen hat, kann nicht abschließend geklärt werden, doch mit großer Wahrscheinlichkeit hat es einen wichtigen Beitrag geleistet.

Ausführliche Analyse der Kritik an der Interventionsstudie von Nogués *et al.*, 2021:

Die Interventionsstudie von Nogués *et al.* wurde mittlerweile zurückgezogen. Wie nicht wenige preisgünstige Therapien ist auch das aktive Vitamin D3 einer wenig begründeten, aber intensiven und gezielten Kritikwelle zum Opfer gefallen.

Das ist sehr schade, denn diese Studie und deren klinische Umsetzung könnte viele Leben retten und Krankheitsverläufe abmildern. Daher soll hier nochmals im Detail auf die Kritik eingegangen werden. Auch im Lichte dieser Kritik ist das Studienergebnis bahnbrechend.

Auf der offiziellen Seite der Studie wird für das Zurückziehen derselben folgende Begründung angegeben (deutsche Übersetzung):

1) Bei der Ausarbeitung des Manuskripts und der Korrespondenz der Autoren mit dem Journal gab es eine Reihe von Fehlern, die von den Autoren bei der Qualifizierung der Studie und ihrer Beschreibung gemacht wurden; und

2) Zu jeder Zeit wurden gute Praktiken für die klinische Forschung sorgfältig befolgt und in keinem Fall wurde die Gesundheit der Patienten gefährdet.

Es scheint sich demnach mehr um technische Fehler im Nachgang der Studie als um praktische Fehler bei der Durchführung der Studie zu handeln.

Die Kritikpunkte im Einzelnen:

Kritikpunkt 1) Der wichtigste Kritikpunkt ist, dass 50 Patienten aus der Kontrollgruppe, die im Laufe der Behandlung auf die Intensivstation verlegt werden mussten, doch noch Vitamin D erhielten. Dadurch sei das Ergebnis nicht mehr aussagekräftig.

Für die Aussagekraft der Studie war dieses Vorgehen natürlich schlecht. Allerdings kann es doch aus menschlicher Sicht nicht verwerflich sein, wenn der behandelnde Arzt alle Möglichkeiten ausschöpfen möchte, um das Leben eines schwerstkranken Patienten zu retten. Dieser Arzt sieht in seinem Patienten nicht nur ein Studienobjekt, sondern ein Individuum mit Familie, Freunden und einem Leben.

Daher haben die Studienautoren für die Studie auch eine Auswertung bereitgestellt, die diese 50 Patienten von der Endauswertung ausklammert. Und siehe da:

Das Risiko der Patienten an COVID-19 zu versterben, war bei Vitamin-D-Gabe immer noch signifikant niedriger. Die Risikoreduktion betrug zwar nicht mehr 64 %, aber immer noch 52 %. Das ist ein extrem gutes Ergebnis – vor allem auch im Vergleich mit anderen etablierten Medikamenten. Indem die 50 schweren Fälle aus der Kontrollgruppe in der Endauswertung nicht berücksichtigt werden, wird die Kontrollgruppe sogar bessergestellt. Und trotzdem ist das Ergebnis signifikant positiv für eine Vitamin-D-Behandlung.

Kritikpunkt 2) Es gab Unterschiede in der Behandlung der Patienten, die sich zusätzlich auf das Sterberisiko ausgewirkt haben.

Die Behandlung der Patienten wird in der Studie klar definiert. Es gibt lediglich Unterschiede bei der Behandlung von leichter und schwerer Erkrankten (deutsche Übersetzung):

„Alle hospitalisierten Patienten erhielten dieselbe Standardtherapie, bestehend aus Hydroxychloroquin 400 mg / 24 h am ersten Tag und 200 mg / 24 h an 4 Tagen mit Azithromycin 500 mg / 24 h an 3 Tagen, plus Ceftriaxon 1 oder 2 g / 24 h an 7 Tagen, wenn eine bakterielle Superinfektion vorlag. Patienten mit schweren oder kritischen Zuständen der Lungenentzündung oder klinischem Verdacht auf einen Zytokinsturm wurden zusätzlich mit Dexamethason-Bolus (20 mg / Tag x 4 Tage) gemäß den Krankenhausrichtlinien behandelt."

Kritikpunkt 3) Es gab keine Placebogruppe.

Dieser Punkt wird auch von den Autoren der Studie als Schwäche aufgeführt. Sie argumentieren aber, dass das Calcifediol nach dem Zufallsprinzip verabreicht wurde. Somit könne die Studie als offene randomisierte Studie angesehen werden.

Es gibt zahlreiche offene Studien. Ein solches Studiendesign rechtfertigt nicht das Zurückziehen einer Studie. Zudem sind die Effekte der Studie so deutlich, dass sie auch bei einem verblindeten Studiendesign noch vorhanden gewesen wären. Ein echter Placebo-Effekt, der durch eine Verblindung ausgeschlossen werden soll, ist bei schwerkranken Patienten, die gleichzeitig zahlreiche Medikamente erhalten, ohnehin sehr unwahrscheinlich. Der Patient weiß nämlich in dieser Situation fast nie, was er gerade verabreicht bekommt.

Kritikpunkt 4) Die 25-(OH)-Vitamin D-Konzentration wurde im Verlauf der Behandlung nicht mehr kontrolliert.

Auch diesen Kritikpunkt greifen die Studienautoren selbst auf. Da man das pharmakokinetische Profil von Calcifediol kennt, gehen sie aber davon aus, dass eine ausreichende Dosis zum Auffüllen leerer Vitamin-D-Speicher verabreicht wurden.

Leider konnte so aber kein Dosis-Wirkungs-Verhältnis ermittelt werden. Dass eine Wirkung erzielt wurde, steht durch die signifikanten Ergebnisse jedoch außer Frage. Nur die Höhe der notwendigen Dosis lässt sich aus den Ergebnissen nicht ableiten.

Kritikpunkt 5) Es bestanden Unterschiede in Patienten-eigenschaften und Vitamin-D-Ausgangswerten.

Die Ergebnisse wurden um bestimmte Störfaktoren (Alter, Geschlecht, Vitamin-D-Ausgangswerte, Begleiterkrankungen) bereinigt. Dabei wurden auch die unterschiedlichen Vitamin-D-Ausgangswerte zu Beginn der Studie berücksichtigt. Zwar waren die Vitamin-D-Werte zu Beginn der Studie in der Calcifediolgruppe etwas höher als in der Kontrollgruppe (15 vs. 12 ng/ml). Allerdings hatten in der Behandlungsgruppe prozentual gesehen mehr Patienten einen Mangel (< 20 ng/ml) als in der Kontrollgruppe (55,2 % vs. 49,5 %).

Zusammenfassende Beurteilung der Studie:

COVID-19 ist eine akute Pandemie, für die schnellstmöglich Behandlungsoptionen benötigt wurden und werden. In der Kürze der Zeit ist es schwierig, perfekte Studien zu designen. Daher sollten auch Studien mit Kritikpunkten nicht ohne Weiteres unter den Tisch fallen gelassen werden. Die Studie hat zwar ihre Schwächen, allerdings sind diese in unseren

Augen nicht ausreichend, um sie zurückzuziehen. Die Ergebnisse sind dennoch hochinteressant und aussagekräftig.

8.7 Vitamin D und COVID-19-Risikofaktoren

Verschiedene chronische Erkrankungen wie Bluthochdruck, Diabetes, Herz-Kreislauf-Erkrankungen und das Metabolische Syndrom stehen in Zusammenhang mit einer schlechten Vitamin-D-Versorgung. Sowohl diese Grunderkrankungen als auch der Vitamin-D-Mangel an sich erhöhen das Risiko für eine schwer verlaufende COVID-19-Erkrankung. Auch ein höheres Alter, das ebenfalls ein wichtiger Risikofaktor für den Verlauf von COVID-19 ist, geht meist mit einer schlechteren Vitamin-D-Versorgung einher (Biesalski, 2020). Auf die verschiedenen chronischen Erkrankungen wird in Kapitel 8.12 spezifischer eingegangen.

Ein Vitamin-D-Mangel könnte daher ein wichtiger Indikator für den Schweregrad und die Sterblichkeit bei einer Infektion sein. Im Falle einer COVID-19-Erkrankung sollte man daher den Vitamin-D-Spiegel bestimmen lassen und bei Bedarf (der in den meisten Fällen besteht) Vitamin D ergänzend einnehmen, um den Wert zu normalisieren. Spätestens bei einer Krankenhauseinweisung ist dies extrem wichtig. Leider wird der Bedeutung des Vitamin-D-Status sowohl für das Infektionsrisiko als auch für den Krankheitsverlauf viel zu wenig Beachtung geschenkt (Biesalski, 2020).

Obwohl die enorme Bedeutung des ausgesprochen häufigen Vitamin-D-Mangels auf die Gesamtsterblichkeit bestens belegt ist, weigern sich viele Krankenkassen immer noch, den preiswerten Bluttest zu bezahlen. In der Schweiz ist das schon lange eine Selbstverständlichkeit, in Frankreich inzwischen auch.

In Deutschland gilt leider: Ohne Lobby, kein juristischer Druck und keine Krankenkassenleistung. Unser Gesundheitssystem wird meist nicht durch Sinnhaftigkeit und Wissenschaft gesteuert, sondern von Interessengruppen und deren Juristen. Dabei wäre Vitamin-D-Supplementierung eine überaus wirkungsvolle, extrem preiswerte und simple Präventionsmaßnahme.

8.8 Nur 12 % der Deutschen haben gute Vitamin-D-Spiegel

Einer Untersuchung des Robert-Koch-Instituts mit knapp 7000 Personen zufolge, erreichen mit 61,6 % mehr als die Hälfte der erwachsenen Deutschen nicht die laut RKI erstrebenswerten Blutwerte von ≥ 50 nmol/l 25(OH)D (Rabenberg et al., 2015). 30,2 % der Studienteilnehmer hatten sogar Werte unter < 30 nmol/l und damit einen starken Vitamin-D-Mangel. Der durchschnittliche 25(OH)-D-Wert lag bei 45,6 nmol/l und variierte abhängig von der Jahreszeit zwischen 61,9 nmol/l im Sommer und 31,3 nmol/l im Winter.

Dabei sind auch Werte von 50 nmol/l Vitamin D nicht optimal. Studien zu COVID-19 zeigen, dass Werte von > 75 nmol/l notwendig sind, um den Krankheitsverlauf stark positiv zu beeinflussen. Der Studie zufolge haben in der deutschen Bevölkerung ca. 88,2 % Vitamin-D-Werte unter 75 nmol/l (Rabenberg et al., 2015). Ein Vitamin-D-Mangel ist demnach weit verbreitet. Lediglich im Sommer ist die Versorgungslage annähernd als gut zu bezeichnen.

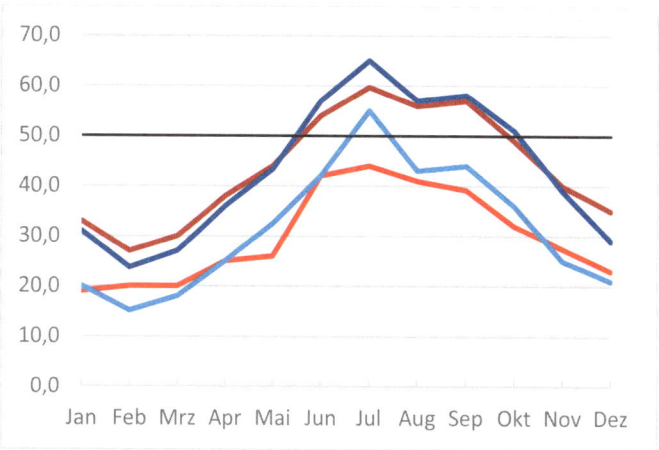

Abb. 8: Median und 25. Perzentile des Vitamin-D-Status (Serum 25(OH)D in nmol/l) im Jahresverlauf in Deutschland bei Männern (blau/hellblau) und Frauen (dunkelrot/rot) (nach: Rabenberg *et al.*, 2015)

Vielfach wird argumentiert, dass eine Vitamin-D-Ergänzung nicht nötig sei, weil der Körper durch Sonneneinstrahlung ausreichend Vitamin D selbst bilden und auch für den Winter speichern könne. Das ist zwar korrekt, doch nützt diese Tatsache nichts, wenn die Menschen eben trotzdem zu niedrige Werte aufweisen.

Die *American Geriatrics Society* bezeichnet übrigens auch den gewünschten Vitamin-D-Blutwert von ≥ 75 nmol/l (≥ 30 ng/ml) noch als „physiologisch konservative Schätzung" und argumentiert u. a., dass Menschen, die im Freien arbeiten, im Sommer regelmäßig doppelt so hohe Blutwerte haben (*American Geriatrics Society Workgroup on Vitamin D Supplementation for Older Adults*, 2014).

8.9 Extrem niedrige Vitamin-D-Spiegel in Alten- und Pflegeheimen

Vor allem ältere Menschen haben ein stark erhöhtes Risiko an einer Lungenentzündung zu erkranken, insbesondere bei einem stationären Krankenhausaufenthalt oder wenn sie in einem Altenheim wohnen. Ältere Menschen sind auch von COVID-19 überdurchschnittlich häufig betroffen – sie zählen daher auch zur Risikogruppe. Die Studienlage zeigt, dass über 90 % der Menschen in Pflegeheimen nicht optimal mit Vitamin D versorgt sind.

Nur 4 % der Pflegeheim-Bewohner haben gute Vitamin-D-Werte

In deutschen Pflege- und Altenheimen ist die Nachricht über den Bedarf an Vitamin D leider nicht angekommen. Daher ist die obige Zahl (4 %) kein Irrtum, zumindest wenn man als Referenzwert die Empfehlung der *American Geriatrics Society* von ≥ 75 nmol/l 25(OH)D im Serum zu Grunde legt. Das Robert-Koch-Institut empfiehlt lediglich 50 nmol/l; auch dieser Wert wird im Normalfall weit unterschritten (RKI, 2019).

Insgesamt gibt es wenig Studien, die sich überhaupt mit der Vitamin-D-Versorgung in deutschen Alten- und Pflegeheimen beschäftigen. Die, die es am meisten bräuchten, werden am meisten ignoriert.

In zwei Pflegeheimen in Nürnberg lag die mediane Serumkonzentration von Vitamin D (25(OH)D) bei 168 Bewohnern (mittleres Alter 85,5 Jahre) bei 20,8 nmol/l (Diekmann, 2010). Bei 68 % der Bewohner wurden Blutwerte unter 25 nmol/l festgestellt, bei 91 % Werte unter 50 nmol/l, bei 96 % unter 75 nmol/l. Nach der Untersuchung erhielten 33 Bewohner über ein Jahr lang eine Vitamin-D-Supplementation, 88 Bewohner erhielten keine Supplementation. Die mediane Serumkonzentration von Vitamin D lag daraufhin bei 79,6 nmol/l mit Supplementation bzw. bei 17,8 nmol/l ohne Supplementation. Ein weiteres Jahr ohne Vitamin-D-Gabe verschlimmerte den Mangel also zusätzlich. Bei den Bewohnern, die kein Vitamin D erhielten, verstarben innerhalb eines Jahres 39 %, bei den Bewohnern mit Supplementation waren es nur 20 %.

Eine weitere Untersuchung an 199 multimorbiden, geriatrischen Patienten in Bonn (mittleres Alter 83) ergab bei Aufnahme in eine Klinik mediane Serumwerte von 27,4 nmol/l (Saeglitz *et al.*, 2007). Bei 45 % der Patienten lagen die Serumwerte unter 25 nmol/l, bei 79 % unter 50 nmol/l. Gerade einmal 8 % hatten Vitamin D-Blutwerte über 75 nmol/l.

Der Grund für die besonders hohe Prävalenz eines Vitamin-D-Mangels bei Personen in Pflege- und Altenheimen liegt darin, dass zum einen im Alter die Fähigkeit der Vitamin-D-Syntheseleistung der Haut deutlich abnimmt, zum anderen eine im Alter häufigere Immobilität zu einer geringeren Sonnenexposition führt.

COVID-19-Sterblichkeit in Pflegeheimen besonders hoch

Italienische Zahlen zeigen, dass das durchschnittliche Alter der Infizierten vor Beginn der Impfungen bei 62 Jahren lag, das durchschnittliche Alter für tödliche Verläufe jedoch bei 80 Jahren. 57 % der an COVID-19-Verstorbenen waren sogar älter als 80 Jahre. Das könnte u. a. damit zusammenhängen, dass mit steigendem Alter auch die Anzahl der Vorerkrankungen zunimmt. Fast 96 % der Italiener mit tödlichem

Verlauf litten bereits an einer Vorerkrankung – davon 68 % an Bluthochdruck (Ebhardt und Bertacche, 2020).

Besonders stark ist die Gefährdung älterer Menschen, wenn diese in einem Alten- oder Pflegeheim untergebracht sind – hier war die Sterblichkeit sehr hoch. In Deutschland und den USA waren bis Oktober 2020 ca. 40 % aller COVID-19-Todesfälle auf Alten- und Pflegeheime, Einrichtungen für Betreutes Wohnen oder vergleichbare Langzeit-Pflegeeinrichtungen zurückzuführen (Girvan und Roy, 2020). Neben den in dieser Altersgruppe häufigen Vorerkrankungen, kann auch in diesem Fall der Vitamin-D-Spiegel eine Rolle spielen. Dieser ist bei Senioren in Heimen besonders niedrig (Schilling, 2012).

In einer neueren, quasi-experimentellen Studie wurden 66 Bewohner mit COVID-19 aus einem französischen Pflegeheim eingeschlossen (Annweiler *et al.*, 2020). Die Interventionsgruppe erhielt während der COVID-19-Erkrankung oder im vorangegangenen Monat eine Vitamin-D-Bolusgabe. Potenzielle Confounder wie der COVID-19-Schweregrad und die Verwendung von speziellen COVID-19-Medikamenten, waren bei der Interventions- und der Kontrollgruppe bei Studienbeginn vergleichbar. Das Ergebnis war signifikant: 82,5 % der Teilnehmer in der Interventionsgruppe überlebten COVID-19, verglichen mit nur 44,4 % in der Vergleichsgruppe nach einer mittleren Nachbeobachtungszeit von 36 Tagen.

Gabe von Vitamin D in Alten- und Pflegeheimen ist dringend erforderlich

Die Studienlage ist eindeutig, der Gedankengang für jeden nachvollziehbar. Die Prävalenz eines Vitamin-D-Mangels bei älteren **Personen, besonders in Alten- und Pflegeheimen,**

ist sehr hoch. Der Nutzen von Vitamin D wird durch zahlreiche Studien bestens belegt (s. o.). So senkt die Gabe von Vitamin D bei Personen mit niedrigem Vitamin-D-Ausgangsstatus die Wahrscheinlichkeit für akute Atemwegserkrankungen (OR) um 70 % auf das 0,3-Fache (Martineau *et al.*, 2017). Daher empfiehlt die WHO eine Vitamin-D-Supplementierung gegen Atemwegsinfekte.

Die logische Konsequenz müsste heißen, dass ältere Personen ausreichend mit Vitamin D versorgt werden. Dies wird auch von hoch angesehenen Medizingesellschaften gefordert (s. u. „Vitamin-D-Mangel beheben und verhindern"). Die evidenzbasierten Leitlinien werden hierzulande jedoch seit Jahren ignoriert.

In Deutschland ist nicht weniger als ein Paradigmenwechsel erforderlich, so dass Vitamin D als lebensnotwendiger Nährstoff verstanden wird, der den Bewohnern von Alten- und Pflegeheimen aus medizinischer Sicht nicht vorenthalten werden darf. Die tägliche Einnahme von 4000 I.E. Vitamin D ist nach Gutachten der Europäischen Behörde für Lebensmittelsicherheit (EFSA) zwar wohlgemerkt sicher, eine Studie aus England beschreibt jedoch das Dilemma (Williams & Williams, 2020):

„Vitamin-D-Präparate wurden den Bewohnern nicht routinemäßig verabreicht (…). Die Leiter der Pflegeheime fühlten sich nicht in der Lage, Entscheidungen über Vitamin D zu treffen (…). Dies führt dazu, dass Vitamin D von medizinischen Fachkräften verschrieben werden muss und nur wenige Heimbewohner Vitamin-D-Präparate erhalten. (…) Das Versagen des Systems, den Vitamin-D-Status älterer Menschen in Pflegeheimen sicherzustellen, kann Auswirkungen im Zusammenhang mit COVID-19 haben." Die hohe Prävalenz eines Vitamin-D-Mangels belegt, dass dieses Muster auch für die meisten Pflege- und Altenheime in

Deutschland zutrifft. Vitamin D muss vom Arzt im Pflege- und Altenheim verschrieben werden, doch dies geschieht in der Realität sehr selten.

Es ist Aufgabe des Gesundheitssystems wie auch der Medien, Aufklärung zu betreiben und die starke Diskrepanz zwischen Bedarf und tatsächlicher Versorgung an Vitamin D zu verringern – besonders in Zeiten einer Pandemie, aber auch danach. Alles andere grenzt an fahrlässige Tötung, wenn man die starken Effekte von Vitamin D in Studien betrachtet.

8.10 Vitamin-D-Mangel ist häufig beim Akuten Atemnotsyndrom

Das Akute Atemnotsyndrom (ARDS) ist eine massive Reaktion der Lunge auf schädigende Faktoren. Die Reaktion geht u. a. einher mit einer schweren Einschränkung der Sauerstoff-versorgung. Das ARDS ist akut lebensbedrohlich und weist eine hohe Sterblichkeit auf.

Eine Studie, die im stark betroffenen chinesischen Wuhan an COVID-19-Patienten durchgeführt wurde, zeigt, dass 93 % der verstorbenen Patienten ein ARDS entwickelt haben (Zhou et al., 2020a). Das ARDS ist damit eine der Haupt-komplikationen von COVID-19. Unter anderem dieses Syndrom zwingt die schweren COVID-19-Fälle auf die Intensivstation.

Da das ARDS weitere Auslöser hat, konnte das Syndrom auch schon vor der aktuellen Pandemie genauer untersucht werden. Präklinische Studien und Beobachtungsdaten ergaben, dass sich das ARDS durch einen Vitamin-D-Mangel verschlimmert und durch Vitamin-D-Gabe verlangsamt werden kann (Quesada-Gomez et al., 2020).

Einer Studie zufolge ist ein Vitamin-D-Mangel (< 50 nmol/l) bei ARDS-Patienten verbreitet. Wurde der Vitamin-D-Spiegel von ARDS-Risikopatienten vor einem riskanten Eingriff auf ein normales Level gebracht, so traten weniger alveolare Kapillarschäden (ARDS-Marker) auf (Dancer *et al.*, 2015).

In einer weiteren Studie wurden Patienten auf der Intensivstation untersucht, die an ein Beatmungsgerät angeschlossen waren. Zur Erklärung: Die Therapie des ARDS umfasst im Wesentlichen die Behandlung der Symptome mittels einer solchen Beatmung. Durch die Gabe von Vitamin D (5 x 50 000 I.E. bzw. 5 x 100 000 I.E.) erreichten die Patienten höhere Vitamin-D-Werte als ohne die Gabe von Vitamin D. Sie konnten das Krankenhaus deutlich früher wieder verlassen (25 Tage für Patienten mit 5 x 50 000 I.E.; 18 Tage für Patienten mit 5 x 100 000 I.E.) als Patienten ohne Vitamin-D-Gabe (36 Tage) (Han *et al.*, 2016).

8.11 Vitamin D lindert den Zytokinsturm

Viel deutet darauf hin, dass Vitamin D das Infektionsrisiko mit SARS-CoV-2 reduziert und bei einer Infektion den Krankheitsverlauf von COVID-19 stark abmildert.

Zum einen haben SARS-CoV-2-positiv getestete Patienten deutlich niedrigere Vitamin-D-Spiegel im Blut (27,7 nmol/l) als negativ getestete (61,5 nmol/l) (D'Avolio *et al.*, 2020). Zum anderen kann Vitamin D die Entzündungsantwort auf Atemwegsviren regulieren und unterdrücken.

Bei COVID-19 treten die meisten Komplikationen aufgrund der überschießenden Immunreaktion auf, welche die Organe schädigt (Zytokinsturm). Vitamin D kann eine übermäßige Ausschüttung von proinflammatorischen Zytokinen und Chemokinen verhindern, indem es die Aktivität der

Makrophagen moduliert (Siddiqui *et al.*, 2020). So können Gewebsschäden verhindert werden.

Der Zytokinsturm, der in schweren Verläufen von COVID-19 bis hin zu einem Akuten Atemnotsyndrom (ARDS; *Acute Respiratory Distress Syndrome*) und folglich zum Tod führen kann, könnte durch ausreichende Vitamin-D-Spiegel verhindert werden (Rhodes *et al.*, 2020). Zellstudien zeigen, dass Vitamin D antientzündlich wirkt und u. a. das Zytokin Interleukin-6 reduziert und damit die Zytokin-Überreaktion abmildert (Calton *et al.*, 2015).

Das C-reaktive Protein (CRP) ist ein Marker für den Zytokinsturm. Je stärker sich dieser Sturm hochschaukelt, desto höher sind die CRP-Werte im Blut. Einer Studie zufolge hatten 81,5 % der Patienten mit einem schweren COVID-19-Verlauf hohe CRP-Werte, jedoch nur 56,5 % der Patienten mit einem milden Verlauf. Dementsprechend hatten Patienten mit hohem CRP ein größeres Risiko für einen schweren Verlauf als Patienten mit niedrigem CRP (23 % vs. 8 %). Höhere CRP-Werte sind außerdem mit einem Vitamin-D-Mangel assoziiert. Vitamin D könnte demnach dazu beitragen, Komplikationen aufgrund eines Zytokinsturms abzumildern (Daneshkhah *et al.*, 2020).

Vitamin D wird auch zur Stabilisierung der Mastzellen benötigt. Ein Vitamin-D-Mangel führt zu einer Aktivierung der Mastzellen (Liu *et al.*, 2017). Interessanterweise können Mastzellen selbst die Vitamin-D-Vorstufe Calcidiol in das aktive Vitamin D Calcitriol umwandeln. Beide Vitamin-D-Formen hemmen die Produktion proentzündlicher und gefäßerweiternder Botenstoffe durch die Mastzellen (Yip *et al.*, 2014; Baker *et al.*, 2015).

Als eine Art Frühwarnsystem für einen lebensbedrohlichen COVID-19-Verlauf könnten laut einer Studie aus Wuhan und

Essen auch bestimmte Immunzellen dienen. Dabei handelt es sich um cytotoxische T-Zellen mit dem Oberflächenmarker CD-8, welche infizierte Körperzellen anhand von Antigenen erkennen und eliminieren. Sind die CD-8-Zellen in zu geringer Anzahl im Blutkreislauf vorhanden, besteht ein stark erhöhtes Risiko für ein schweren COVID-19-Verlauf (Liu *et al.*, 2020). Interessant dabei: Genau dieser Typ der Immunzellen hat die höchste Dichte an Vitamin-D-Rezeptoren (VDR) (Veldman *et al.*, 2000). VDR-abhängige Gene sind dabei u. a. wichtig für die Differenzierung und das Überleben der cytotoxischen T-Zellen (Sarkar *et al.*, 2016).

Zusammenfassung: Warum Vitamin D bei COVID-19 eine wichtige Rolle spielt

Vitamin D ist als essenzieller Modulator des Immunsystems präventiv das preiswerteste und das bisher **beste natürliche Mittel** gegen schwere Krankheitsverläufe von COVID-19. Dafür gibt es ausreichend viele Belege:

- Vitamin D hat eine wichtige Funktion im Immunsystem. Es wirkt immunregulierend, entzündungshemmend und antimikrobiell.

- Der Ausbruch und die höchste Mortalität von COVID-19 traten im Winter auf, als die Vitamin-D-Werte am niedrigsten waren.

- Länder mit niedrigen Vitamin-D-Werten und Menschen mit dunkler Hautfarbe sowie mangelnder Vitamin-D-Synthese weisen eine wesentlich höhere Mortalität auf.

- Das Risiko für einen lebensbedrohlichen oder sogar tödlichen COVID-19-Verlauf ist bei Patienten mit niedrigen Vitamin-D-Werten 10-mal höher, und zwar nach Eliminierung der Störfaktoren Alter, Vorerkrankungen und männliches Geschlecht.

- Chronische Erkrankungen, die mit schweren COVID-19-Verläufen assoziiert sind, stehen mit geringen Vitamin-D-Werten im Zusammenhang.
- Vitamin D mildert den gefährlichen Zytokinsturm ab.
- Vitamin D stabilisiert die Mastzellen.
- Ein Vitamin-D-Mangel trägt zum Akuten Atemnotsyndrom (ARDS) bei (Grant *et al.*, 2020). ARDS stellt eines der Hauptprobleme bei COVID-19 dar.
- Vitamin-D-Gaben bewirkten starke klinische Verbesserungen in Studien bei ARDS und COVID-19 auf Intensivstationen.

8.12 Vitamin D, das vielseitige Gesundheitsvitamin

Eine ausreichende Versorgung mit Vitamin D ist von besonderer Bedeutung für das Immunsystem und schützt vor Infektionen. Das Vitamin wird zudem für die Muskelfunktion und den Knochenstoffwechsel benötigt und schützt vor Osteoporose. Vitamin D kann über eine Regulation der Zellteilung auch Krebserkrankungen und Rezidiven vorbeugen und spielt eine Rolle in der Prävention von Herz-Kreislauf- und Autoimmunerkrankungen. Weiterhin scheint Vitamin D einen Einfluss auf geistige Funktionen zu haben. So erhöht ein Vitamin-D-Mangel das Auftreten von Depressionen und Schizophrenie (Briggs *et al.*, 2018; Eyles *et al.*, 2018).

Knochen und Muskeln

Bei einem schweren Mangel an Vitamin D (< 25 nmol/l bzw. 10 ng/ml) kommt es in den Knochen zu Mineralisationsstörungen. Dieses Krankheitsbild wird bei Kindern als Rachitis bezeichnet, bei Erwachsenen als Osteomalazie bzw. bei weiterem Fortschreiten der Erkrankung als Osteoporose. Auch auf die Muskeln wirken sich diese niedrigen Vitamin-D-Werte negativ aus, was sich als Muskelschwäche und -schmerzen äußert. Durch eine Supplementierung von Vitamin D wird die Knochendichte erhöht und das Frakturrisiko gesenkt. Aber auch die Muskulatur wird gestärkt, da durch das Vitamin D der Einstrom von Calcium in die Muskelzellen sowie die Muskelproteinsynthese verbessert werden (Gröber *et al.*, 2013). Dies senkt auch das Sturzrisiko.

Eine Meta-Analyse mit insgesamt 2426 Probanden ab 65 Jahren ergab, dass das Risiko zu stürzen bei Vitamin-D-Serumwerten von über 60 nmol/l (24 ng/ml) um 23 % geringer war als bei Vitamin-D-Serumwerten unter diesem Wert (Bischoff-Ferrari *et al.*, 2009a). Die reduzierte Muskelkraft, die für die erhöhte Sturzrate bei älteren Menschen von entscheidender Bedeutung ist, wird durch eine gute Vitamin-D-Versorgung positiv beeinflusst (Bischoff *et al.*, 1999). Da durch eine bessere Vitamin-D-Versorgung auch die Knochenmineralisierung erhöht wird, kann durch die Supplementierung von Vitamin D auch die Knochenfrakturrate bei älteren Personen reduziert werden, wie eine andere Meta-Analyse zeigt (Bischoff-Ferrari *et al.*, 2009b).

Krebs

Der vorherrschende Vitamin-D-Status hat einen Einfluss auf die Entstehung und Weiterentwicklung von Krebserkrankungen. Vitamin-D-Mangel ist bei Krebspatienten häufig zu beobachten und korreliert mit dem Fortschreiten der Krankheit (Gröber *et al.*, 2013).

Der optimale Vitamin-D-Spiegel zur Krebsvorbeugung liegt deutlich höher als die derzeitigen Empfehlungen. Ein Vitamin-D-Spiegel über 40 ng/ml senkt das Risiko für Brustkrebs im Vergleich zu unter 20 ng/ml um 67 % (McDonnell *et al.*, 2016), ein Wert über 60 ng/ml um mehr als 80 % (McDonnell *et al.*, 2018). Je höher der Vitamin-D-Wert im Serum, desto niedriger war das Risiko für Brustkrebs.

Auch wenn der Brustkrebs bereits vorhanden ist, können die Patientinnen von einer guten Vitamin-D-Versorgung profitieren. Eine Vitamin-D-Supplementierung während der Chemotherapie erhöhte in einer retrospektiven Studie die krankheitsfreie Lebenszeit der Patientinnen nach der Behandlung (Zeichner *et al.*, 2015). Daneben kann Vitamin D möglicherweise auch die Effektivität der konventionellen Behandlung steigern (Friedrich *et al.*, 2018).

Bei Brustkrebs wurde zudem festgestellt, dass das Risiko für die Bildung von Metastasen bei einem Vitamin-D-Mangel deutlich erhöht war. Eine weitere wichtige Beobachtung: Einige Chemotherapeutika können den Abbau von Vitamin D fördern (Gröber *et al.*, 2013).

Auch bei Prostatakrebs scheint Vitamin D eine wichtige Rolle zu spielen: So hatten Patienten mit metastasierendem Prostatakrebs mit Vitamin-D-Mangel ein signifikant höheres Sterblichkeitsrisiko (mittlere Überlebensrate: 32,6 Monate) als Patienten mit ausreichenden Vitamin-D-Serumspiegeln (mittlere Überlebensrate: 62,4 Monate) (Vashi *et al.*, 2013).

Herz-Kreislauf und Metabolisches Syndrom

Unter anderem wegen seiner entscheidenden Bedeutung im Renin-Angiotensin-Aldosteron-System (Blutdruckregulierung) geht eine optimale Vitamin-D-Versorgung bei Erwachsenen mit metabolischem Syndrom mit einem um 66 % niedrigeren Risiko einher, an Herz-Kreislauf-Erkrankungen zu sterben (Thomas *et al.*, 2012). Die Gesamtsterblichkeit lag bei einer ausreichenden Vitamin-D-Versorgung im Vergleich zu Personen mit einem Vitamin-D-Mangel sogar um 75 % niedriger. Bei der hohen Prävalenz des metabolischen Syndroms hat eine gute Vitamin-D-Versorgung damit großes Potential, vorzeitige Todesfälle erheblich zu reduzieren, auch bei COVID-19.

Eine Studie mit 137 älteren Herzpatienten ergab, dass ein Vitamin-D-Mangel das Risiko für ein Herzversagen auf das 12-Fache ansteigen lässt. Die Autoren der Studie vermuten, dass die entzündungshemmenden Eigenschaften des Vitamins für diesen Effekt verantwortlich sind. Entzündungen sind ein bekannter Auslöser für Herzversagen (Porto *et al.*, 2017).

Eine erhöhte arterielle Gefäßsteifigkeit kann Ausdruck einer Schädigung durch Bluthochdruck sein, ist aber gleichzeitig eine der wesentlichen Ursachen für den im Alter so häufig auftretenden isolierten systolischen Bluthochdruck. Weiterhin wird die arterielle Gefäßsteifigkeit für kardiovaskuläre Komplikationen und Ereignisse (z. B. Herzinfarkt und Schlaganfall) und darüber hinaus für die kardiovaskuläre und Gesamtmortalität als mit ursächlich angesehen. Ausreichende Vitamin-D-Serumwerte wirken sich positiv auf die arterielle Gefäßsteifigkeit aus. Der Effekt war in der Studie von Raed *et al.* (2017) umso stärker, je höher die Vitamin-D-Dosierung war (0 bis 120.000 I.E. pro Monat).

Ein schlechter Vitamin-D-Status kann offenbar auch das Risiko, übergewichtig bzw. adipös zu werden, steigern. Forscher einer norwegischen Universität zeigten in ihrer Beobachtungsstudie über elf Jahre, dass Personen mit niedrigem Serum-25-OH-Vitamin-D-Spiegel (< 50 nmol/l bzw. 20 ng/ml) ein vierfach höheres Risiko hatten adipös zu werden als Personen mit einem höheren Vitamin-D-Spiegel (≥ 75 nmol/l bzw. 30 ng/ml) (Mai *et al.*, 2012).

Diverse Studien belegen einen positiven Effekt ausreichender Vitamin-D-Serumspiegel auf das Risiko für die Entwicklung von Diabetes mellitus Typ 1 wie auch Typ 2.

Durch die Einnahme von Vitamin-D-Präparaten konnte zudem bei Frauen eine verbesserte Insulinsensitivität und eine reduzierte Insulinresistenz beobachtet werden. Dagegen wird durch einen Vitamin-D-Mangel auch das Fortschreiten eines Prädiabetes zu einem manifesten Diabetes mellitus Typ 2 forciert (Gröber *et al.*, 2013).

Autoimmunerkrankungen

Eine gute Vitamin-D-Versorgung wirkt protektiv gegen verschiedene Autoimmunerkrankungen, u. a. Diabetes mellitus Typ 1, Multiple Sklerose, Psoriasis, chronisch entzündliche Darmerkrankungen und rheumatoide Arthritis. Ein Vitamin-D-Mangel scheint die Entstehung dieser Autoimmunerkrankungen dagegen zu fördern (Charoenngam und Holick, 2020; Murdaca *et al.*, 2019; Illescas-Montes *et al.*, 2019). Unter anderem ergab eine finnische Kohortenstudie mit über 10.000 Kindern, dass diejenigen, die im ersten Lebensjahr die dort empfohlene Vitamin-D-Dosis von 2000 I.E. am Tag bekamen, im Gegensatz zu Kindern, die kein Vitamin D bekamen, bis zum Alter von 1 Jahr ein um **88 % reduziertes Risiko** hatten **Diabetes mellitus Typ 1** zu entwickeln (Hyppönen *et al.*, 2001). Auch ein Einfluss der

Vitamin-D-Versorgung der werdenden Mutter auf das Diabetes-Risiko konnte beobachtet werden (Gröber *et al.*, 2013).

In verschiedenen Studien konnte Vitamin D auch die Behandlung von Autoimmunerkrankungen unterstützen und zur Verbesserung der Symptome führen. So führte beispielsweise die Gabe von Vitamin D bei Psoriasis-Patienten innerhalb von sechs Monaten zu einer signifikanten Verbesserung des PASI-Scores (*psoriasis area and severity index*) (Charoenngam und Holick, 2020).

Allergien und Heuschnupfen

Die allergische Rhinitis oder auch allergischer Schnupfen ist eine Entzündung der Nasenschleimhaut, die mehrere Erscheinungsformen umfasst. Es handelt sich hierbei um eine allergische Reaktion des Soforttyps, ausgelöst durch Allergene in der Luft wie Pflanzenpollen, Hausstaubmilben, Tierschuppen oder -federn sowie Schimmelpilzsporen. Die am häufigsten vorkommende Erscheinungsform der allergischen Rhinitis ist der Heuschnupfen.

Die genannten Symptome werden durch vermehrte Entzündungsmediatoren wie Histamin und Leukotriene ausgelöst. Nicht wenige Studien haben bereits die Rolle von Vitamin D bei vielen allergischen und immunologischen Erkrankungen aufgezeigt, wobei Rezeptoren für die aktive Form von Vitamin D auf der Oberfläche von fast allen Arten von Entzündungszellen entdeckt wurden.

Die Prävalenz eines niedrigen Vitamin-D-Spiegels ist bei Probanden mit einer allergischen Rhinitis signifikant höher als in der gesunden Bevölkerung. Der Vitamin-D-Mangel hängt zudem signifikant mit dem Schweregrad der Symptome zusammen (Alnori *et al.*, 2020).

Asthma

In einer großen Kohortenstudie mit über 300.000 Probanden konnte gezeigt werden, dass ein Zusammenhang zwischen dem 25(OH)D-Spiegel im Blut und einer akuten Verschlechterung der Symptomatik bei Asthma besteht. Diejenigen mit einem Vitamin-D-Mangel wiesen eine um 25 % höhere Quote für eine akute Verschlechterung ihres Asthmas im Vergleich zu Personen auf, die einen adäquaten Vitamin-D-Spiegel besaßen (Confino-Cohen *et al.*, 2014).

Die Gabe von Vitamin D kann zudem die Häufigkeit von Asthma-Anfällen signifikant reduzieren (Pojsupap *et al.*, 2015; Wang *et al.*, 2019).

Neurodermitis

Die Ergebnisse einer Meta-Analyse zeigen, dass Probanden mit einer Neurodermitis durchschnittlich einen um 5,6 ng/ml verringerten Vitamin-D-Spiegel im Blut aufweisen als gesunde Personen. In keiner der in der Meta-Analyse eingeschlossenen Studien besaßen die Patienten gute Vitamin-D-Spiegel (Hattangdi-Haridas *et al.*, 2019).

Neben den Vitamin-D-Konzentrationen betrachteten die Autoren auch den Schweregrad der Neurodermitis bei Betroffenen anhand des international standardisierten SCORAD-Punktesystems. Eine tägliche Vitamin-D-Gabe von durchschnittlich 1600 I.E. reduzierte den SCORAD-Wert im Durchschnitt um 11 Punkte (Skala von 0-103) und damit die Ausprägung der Krankheit in einem klinisch relevanten Ausmaß. Die größten Verbesserungen in der Symptomatik wurden in den Studien festgestellt, bei denen über einen längeren Zeitraum (>3 Monate) Vitamin D supplementiert wurde (Hattangdi-Haridas *et al.*, 2019).

Ähnliche Ergebnisse ergab die Meta-Analyse von Kim und Bae (2016), bei der eine tägliche Vitamin-D-Supplementierung (800 bis 4000 I.E.) die Symptome einer Neurodermitis signifikant abmilderte.

8.13 Vitamin-D-Mangel beheben und verhindern

Ein Mangel sowohl an Vitamin D als auch an anderen Vitaminen sollte dringend vermieden werden, auch weil sich deren Bedarf im Falle einer Infektion deutlich erhöht. Achten Sie daher auf einen ausreichenden Vitamin-D-Spiegel. Eine Vitamin-D3-Supplementierung könnte dazu beitragen, die Sterblichkeit durch Atemwegs- und andere Erkrankungen während und nach der COVID-19-Pandemie zu senken (Brenner *et al.*, 2020).

Eine Supplementierung mit täglich 2000 I.E. Vitamin D wäre für unter 10 € pro Person und Jahr möglich. Dies ist in der Regel ein Bruchteil der Kosten, die gerade bei Senioren regelmäßig für Medikamente und Behandlung anfallen. Zudem ließen sich durch die präventiven Effekte von Vitamin D hinsichtlich diverser Erkrankungen im Gegenzug erhebliche Kosten einsparen, die den finanziellen Einsatz mehr als ausgleichen würden.

Angesehene Fachgesellschaften und Regierungen empfehlen Vitamin D

Angesichts der überzeugenden Studienlage hinsichtlich Vitamin D bei Atemwegserkrankungen und COVID-19 empfehlen angesehene Fachgesellschaften Vitamin D zu ergänzen:

Die **WHO** empfiehlt generell die Nahrungsergänzung mit Vitamin D zur Prävention von Atemwegsinfekten bei Erwachsenen und Kindern.

Die *Endocrine Society*, die älteste und wichtigste internationale Organisation für Endokrinologie, empfiehlt 1500–2000 I.E. Vitamin D3 am Tag für Erwachsene jeden Alters (Holick *et al.*, 2011). Diese Empfehlung bezeichnet die Endokrine Gesellschaft selbst als konservativ.

Die *American Geriatrics Society* rät Personen ab 70 Jahren täglich 4000 I.E. Vitamin D aus allen Quellen aufzunehmen, um die empfohlenen Blutwerte von ≥ 75 nmol/l 25(OH)D zu erzielen (AGS Workgroup on Vitamin D Supplementation for Older Adults, 2014).

Die **Fachgruppe COVRIIN am Robert Koch-Institut** hat inzwischen die bestehenden Hinweise für ein erhöhtes Risiko für einen schweren COVID-19-Krankheitsverlauf bei Vitamin-D-Mangel anerkannt, ebenso wie die Hinweise auf ein reduziertes Risiko für Intensivpflichtigkeit und eine reduzierte Sterblichkeit durch COVID-19 bei Vitamin-D-Gabe. Die Fachgruppe empfiehlt daher eine Vitamin-D-Substitution bei allen COVID-19-Patienten mit nachgewiesenem oder vermuteten Mangel sowie bei Personen mit (möglichem) Vitamin-D-Mangel und erhöhtem Risiko für COVID-19 (Fachgruppe COVRIIN, 2021).

Die hoch angesehene *französische Académie nationale de Médecine* (2020) empfiehlt seit Mai 2020, den Vitamin-D-Status aller Senioren über 60 zu testen und gegebenenfalls Vitamin D zu supplementieren. Aufgrund der signifikanten Korrelation zwischen niedrigen Vitamin-D-Spiegeln und der Sterblichkeit durch COVID-19 empfiehlt sie auch Menschen unter 60, die sich mit SARS-CoV-2 infiziert haben, Vitamin D.

Die **Spanische Gesellschaft für Geriatrie und Geronto-logie** (Sociedad Española de Geriatría y Gerontología) emp-fiehlt die Supplementation von Vitamin D bei einer COVID-19-Erkrankung. Trotz der mangelnden Evidenz hin-sichtlich der richtigen Dosierung von Vitamin D zur Behand-lung von COVID-19 bei älteren Erwachsenen halten die Autoren die standardisierte Gabe von Vitamin D in der klinischen Praxis aufgrund der aktuellen Studienlage für notwendig (Tarazona-Santabalbina *et al.*, 2021).

Die Autoren zitieren einen Kommentar von Prof. Hermann Brenner, Leiter der Klinischen Epidemiologie und Alterns-forschung am Deutschen Krebsforschungszentrum, mit dem aussagekräftigen Titel „Vitamin D Supplementation to Prevent COVID-19 Infections and Deaths – Accumulating Evidence from Epidemiological and Intervention Studies Calls for Immediate Action" folgendermaßen:

„*Trotz der Einschränkungen und verbleibenden Unsicherheiten spricht die zunehmende Evidenz stark für eine weit verbreitete Vitamin-D-Supplementierung, insbesondere von Hochrisiko-populationen, sowie für eine hochdosierte Supplementierung von Infizierten. Angesichts der Dynamik der COVID-19-Pande-mie erfordert das Nutzen-Risiko-Verhältnis einer solchen Supplementierung ein sofortiges Handeln, noch bevor die Ergebnisse der laufenden groß angelegten randomisierten Studien vorliegen.*" (Brenner, 2021)

Brenner empfiehlt eine präventive Vitamin-D-Supplemen-tierung sowohl für Risikogruppen als auch für die allgemeine Bevölkerung. Für ältere Erwachsene wäre dabei eine Dosierung von 800–4000 I.E. angemessen, in Abhängigkeit individueller Faktoren wie Alter, BMI und Vorerkrankungen.

Auch immer mehr **Regierungen** empfehlen ausdrücklich eine Vitamin-D-Supplementierung gegen COVID-19.

In Schottland und Großbritannien bekommen Risikogruppen während der Wintermonate bereits kostenlos Vitamin-D-Präparate zur Verfügung gestellt – wenn auch in deutlich zu niedriger Dosierung (BBC, 2020; Nutt, 2021). Es werden 400 I.E. verabreicht im Gegensatz zu den 4000 I.E., die von einer weltweiten COVID-19-Experten-Gruppe empfohlen werden (s. u.).

Das israelische Gesundheitsministerium empfiehlt Vitamin D bereits seit dem Ausbruch der Corona-Pandemie. Den Israelis wird empfohlen, sich mindestens 20 Minuten täglich zwischen 11 und 16 Uhr in der Sonne aufzuhalten oder alternativ Vitamin D einzunehmen, für Normalgewichtige 800-1000 I.E. pro Tag, für Übergewichtige höhere Dosierungen (Jaffe-Hoffman, 2020).

Dass nationale Initiativen nützen, zeigt sich auch am Beispiel Finnland: Das Land verzeichnet niedrige COVID-19-Infektions- und Sterberaten. Dort werden seit 2002 Milch und Streichfette obligatorisch mit Vitamin D angereichert (Raulio *et al.*, 2017; Worldometer, 2021).

Experten weltweit empfehlen schon lange eine bessere Vitamin-D-Versorgung

Zahlreiche Wissenschaftler und Ärzte aus aller Welt fordern schon länger zu dringenden Schritten „gegen die weltweite Vitamin-D-Mangel-Epidemie" auf (International Scientists Panel, 2015). Dazu zählt u. a. auch Prof. Walter Willett von Harvard, mit über 1700 Originalstudien der weltweit führende Ernährungsmediziner und Epidemiologe. Diese Gruppe verweist insbesondere auf die wichtige Rolle von Vitamin-D-Mangel im Zusammenhang mit verschiedenen Erkrankungen wie Tuberkulose, Psoriasis, Multiple Sklerose, entzündlichen Darmerkrankungen, Typ-1-Diabetes, Bluthochdruck, Herzversagen, Muskelschwäche, Brust- und anderen Krebsarten. Zur Prävention dieser Erkrankungen empfehlen die Experten einen Serumwert von 100–150 nmol/l (40–60 ng/ml) Vitamin D.

Neu ist eine weitere Aktionsgruppe von Ärzten und Wissenschaftlern, die auf die hohe Bedeutung von Vitamin D im Kampf gegen COVID-19 aufmerksam machen will und eine tägliche Dosierung von 4000 I.E. Vitamin D3 empfiehlt (Hancocks, 2020; #VitaminDforAll, 2021).

Optimale Vitamin-D-Werte

Logischerweise hilft Vitamin D nur dann wirklich viel, wenn es fehlt. Dies ist in Deutschland aufgrund der mangelnden Sonneneinstrahlung und Büroarbeit häufig der Fall. Die Mehrheit der westlichen Bevölkerung weist ein Vitamin-D-Defizit auf. Obwohl auch im Sommer Vitamin D-Mangel häufig ist, sollte spätestens ab Oktober bis Ende April eine Supplementierung erfolgen, da hier das Risiko für schwerwiegend verlaufende untere Atemwegsinfekte am höchsten ist.

Besonders wichtig ist Vitamin D für Senioren und in Heimen. Dort ist der Mangel potenziell am tödlichsten und die Versorgung in Deutschland am schlechtesten. Aufgrund der klaren Evidenz ist es gleichermaßen eine Tragödie und ein Skandal, dass Personen in Alten- und Pflegeheimen nicht längst mit Vitamin D versorgt werden – wie es zumindest die Leitlinien in den USA vorsehen.

Speziell für Personen höheren Alters hat die *American Geriatrics Society* daher die Empfehlung herausgegeben, täglich 4000 I.E. Vitamin D zu supplementieren, um Vitamin-D-Serumwerte von ≥ 75 nmol/l (≥ 30 ng/ml) zu erzielen (*American Geriatrics Society Workgroup on Vitamin D*

Supplementation for Older Adults, 2014). Die renommierte Ärztegesellschaft bezeichnet den Vitamin-D-Blutwert von ≥ 75 nmol/l (30 ng/ml) übrigens als „physiologisch konservative Schätzung" und als unteren Zielwert. Sie argumentiert u. a., dass Menschen, die im Freien arbeiten, im Sommer regelmäßig doppelt so hohe Blutwerte haben. Dementsprechend liegt der obere Zielwert bei 125-150 nmol/l (50–60 ng/ml).

Studien von Naturvölkern aus Ostafrika, deren Haut das ganze Jahr über mit Sonne bestrahlt wird (Luxwolda *et al.*, 2012; Luxwolda *et al.*, 2013), bestätigen die Empfehlungen von Vitamin-D-Experten: Vitamin-D-Werte im Bereich von 40–50 ng/ml (100–125 nmol/l) sind optimal, Werte zwischen 20–30 ng/ml zeigen einen moderaten Mangel an, ein ausgeprägter Mangel liegt bei Werten unter 20 ng/ml (50 nmol/l) vor.

Tab. 7: Einordnung der Vitamin-D-Serumwerte

Einordnung	Wert in ng/ml	Wert in nmol/l
Optimaler Wert	40–max. 60	100–max.150
Gute Versorgung	30–40	75–100
Moderater Mangel	20–30	50–75
Ausgeprägter Mangel	< 20	< 50

Die Deutsche Gesellschaft für Ernährung (DGE) liegt sowohl mit ihrer Zufuhrempfehlung von 800 I.E. Vitamin D pro Tag – die Empfehlung lag jahrzehntelang sogar bei nur 200 I.E Vitamin D pro Tag – als auch mit ihrem empfohlenen

Serumwert von mindestens 50 nmol/l deutlich zu niedrig und steht im klaren Gegensatz zu den aktuellen ärztlichen Empfehlungen in den USA für ältere Menschen.

Dosierung von Vitamin D

In Abhängigkeit vom Körpergewicht werden zur Prävention einer Virusinfektion der Atemwege für Senioren, Jugendliche und Erwachsene 40–60 I.E. Vitamin D pro kg Körpergewicht und Tag empfohlen. Für eine 70 kg schwere Person wären dies beispielsweise 2800–4200 I.E. (Gröber *et al.*, 2020). Im deutschen Winter wird Vitamin D meistens in einer Dosierung von **4000 I.E. (100 µg) pro Tag** benötigt.

Der Vitamin-D-Bedarf steigt mit Entzündungen und dem Körpergewicht. Daher kann er bei Übergewichtigen noch deutlich höher liegen und bei sehr Schlanken niedriger. Ziel sind wirkungsvolle Blutwerte für das Immunsystem. Mehr Informationen zur Dosierung unter:

https://vitamind.science/vitamin-d-nahrungsergaenzung/

Wer sich im Sommer tatsächlich der Sonne ausreichend aussetzt, benötigt auch weniger oder keine Supplementierung. Bei unklarem Vitamin-D-Status empfiehlt sich ein Test, den man beim Arzt oder auch selbst machen kann.

Nach Beurteilung der von Natur aus vorsichtigen Europäischen Behörde für Lebensmittelsicherheit (EFSA) ist die langfristige tägliche Einnahme von 4000 I.E. Vitamin D sicher (EFSA, 2012). Erst bei einer regelmäßigen täglichen Zufuhr, die diesen Wert überschreitet, können unerwünschte Wirkungen wie erhöhte Calciumwerte im Blut (Hypercalcämie), die Bildung von Nierensteinen oder Nierenverkalkungen auftreten. Nierenkranke, die durch die häufige Azidose einen gestörten Calcium-Stoffwechsel haben, sollten vorsichtiger sein.

Bei einem vorliegenden Vitamin-D-Mangel kann zeitweise jedoch auch eine höhere Dosierung sinnvoll sein. Bei regelmäßiger Einnahme von mehr als 4000 I.E. Vitamin D sollten allerdings in regelmäßigen Zeitabständen die Blutspiegel von Vitamin D und Calcium kontrolliert werden. Über 150 nmol/l sollte der Vitamin-D-Spiegel nicht liegen (National Institutes of Health, 2021b).

Studien belegen bessere Ergebnisse durch die tägliche Einnahme von Vitamin D als durch hohe Einzelgaben (z. B. monatlich) (Aponte und Palacios, 2017; Bergman *et al.*, 2013). In Öl gelöst kann der Körper das fettlösliche Vitamin besonders gut aufnehmen.

Abzuraten ist von einer Überdosierung von Vitamin D3, wie sie teilweise in alternativmedizinischen Kreisen propagiert wird. Täglich mehr als 4000 I.E. Vitamin D3 sollten nur eingenommen werden, wenn ein Mangel bekannt ist. Zur Behebung eines bekannten Mangels sind Dosierungen von täglich bis 10 000 I.E. Vitamin D3 für einen begrenzten Zeitraum durchaus sinnvoll. Als tägliche Dauerdosis jedoch kann es früher oder später zu ernsten Nebenwirkungen kommen. Die Menge macht das Gift – oder das Heilmittel.

Vitamin-D-Mangel geht nicht nur mit einem erhöhten Risiko für COVID-19 einher, sondern auch für viele andere (schwerwiegende) Erkrankungen (Holick, 2004). Eine weit verbreitete Nahrungsergänzung mit Vitamin D könnte daher nicht nur die Sterberate der Corona-Pandemie abschwächen, sondern auch das generelle Problem des Vitamin-D-Mangels in der Bevölkerung sowie die damit einhergehenden gesundheitlichen Folgen (Goddek, 2020).

Aufdosierung bei einem Vitamin-D-Mangel

Wenn ein Vitamin-D-Mangel festgestellt wurde, sollte der Serumwert zunächst aufdosiert werden. Dabei raten wir zu einer allmählichen Aufdosierung: **Über einen Zeitraum von 10 Wochen sollten täglich 10.000 I.E. Vitamin D3 eingenommen werden. Bei einer Corona-Infektion sollte die Aufdosierung noch schneller erfolgen (s. u.).**

Beachten Sie, dass dieser Mittelwert für normalgewichtige Personen gilt. Sie sollte für kleine Menschen und Schlanke nach unten bzw. für große Menschen und Übergewichtige nach oben angepasst werden. Auch Entzündungen erhöhen den Vitamin-D-Bedarf. Um Risiken bei einer hohen Vitamin-D-Dosierung zu vermeiden, sollte Vitamin D3 mit Vitamin K2 kombiniert werden (s. u.). Am besten kontrollieren Sie nach 10 Wochen den Serumspiegel erneut. Auf zu hohe oder zu geringe Werte kann dann mit einer Anpassung der Erhaltungsdosis entsprechend reagiert werden.

Exkurs: Wissenschaftlichkeit und Interessengruppen

In Deutschland werden immer noch angebliche Experten in Medien zitiert oder interviewt, die vor Überdosierungen warnen und Vitamin-D-Mangel als Begleitphänomen des Alters verharmlosen. Der Kenntnisstand dieser Experten in Bezug auf Vitamin D beruht entweder auf dem Wissenstand des letzten Jahrhunderts oder sie verbreiten bewusst irreführende Informationen. Ich habe in diesem Büchlein nur einen Bruchteil der Studienlage angeführt. Die Sache ist wissenschaftlich klar, wie jeder weiß, der sich ernsthaft mit dem Thema beschäftigt hat.

Wer also die Vielzahl von Studien zu Vitamin D und Atemwegsinfekten sowie jetzt zu COVID-19 prüft und diese extrem starke und positive Evidenz z. B. mit Remdesivir vergleicht, das als erstes und einziges Medikament in den

USA und Europa zugelassen wurde, muss sich wirklich wundern, warum man täglich über Impfungen und patentierte, teure Medikamente hört, aber fast nichts Sinnvolles und Korrektes zu Vitamin D in den etablierten Medien berichtet wird.

Die Evidenz zu Remdesivir bei COVID-19 gründet sich vor allem auf die Ergebnisse des „Adaptive COVID-19 Treatment Trial" (ACTT-1). In der von den *US-National Institutes of Health* gesponserten Studie mit 1063 Teilnehmern, verkürzte Remdesivir die Erholungszeiten der Patienten im Vergleich zu Placebo signifikant von 15 auf 11 Tage. Die Mortalität wurde von 11,9 % auf 7,1 % gesenkt. Der Unterschied war hier jedoch nicht signifikant. Diese geringe Evidenz reichte für die Zulassung und 12 Millionen Nennungen bei Google. Nichts gegen die Remdesivir-Zulassung, aber bitte gleiches Recht für alles Sinnvolle und Wirksame. Vor allem für Ansätze, die preiswert sind und bei korrekter Anwendung keine Nebenwirkungen haben – wie Vitamin D3.

Was tun bei COVID-19 und bestehendem Vitamin-D-Mangel?

Die angesehene französische *Académie nationale de Médecine* (2020) empfiehlt seit Mai 2020 Senioren über 60 bei Vitamin-D-Mangel und COVID-Infektion die Speicher mit einer Dosis von 50.000 bis 100.000 I.E. (1.250-2.500 µg) aufzufüllen. Dies kann bei COVID-19 helfen Komplikationen der Atemwege zu vermeiden und einem Zytokin-Sturm vorzubeugen. (Bei echtem Mangel ist die Dosis allerdings deutlich zu gering, um Speicher aufzufüllen.) In erfolgreichen klinischen Studien auf Intensivstationen wurden noch deutlich höhere Dosen eingesetzt. Dies sollte jedoch nicht im Selbstversuch erfolgen.

Liegt eine Infektion mit SARS-CoV-2 vor und es besteht ein Vitamin-D-Mangel, muss dieser zügig ausgeglichen werden. Hohe Bolusgaben sind dabei nicht ganz unproblematisch (Janssen *et al.*, 2020). Daher ist die folgende Empfehlung ein sinnvoller Kompromiss zur schnellen Aufdosierung ohne hohe Einzelgaben:

Dosis-Empfehlung bei Vitamin-D-Mangel und COVID-19:

3 Tage täglich 1000 µg (40.000 I.E.) Vitamin D3 + 1000 µg Vitamin K2, 10 Tage täglich 500 µg (20.000 I.E.) Vitamin D3 + 500 µg Vitamin K2 und 1 Monat täglich 250 µg (10.000 I.E.) Vitamin D3 + 250 µg Vitamin K2.

Anschließend die Blutwerte bestimmen und die Dosierung auf die präventive Dosis umstellen.

Bei Risikofaktoren und einem schweren Verlauf von COVID-19 wird die Einnahme von Vitamin D noch höher dosiert empfohlen: Am 1. Tag eine Bolusgabe von 200 000 I.E. sowie in der 1. Woche täglich 20 000 I.E., in der 2. Woche täglich 10 000 I.E. und in der 3. Woche täglich 5000 I.E. (Gröber *et al.*, 2020).

Sinnvolle Kombination von Vitamin D3 mit Vitamin K2

Das Risiko einer Vitamin-D-Hypervitaminose wird häufig als Argument gegen die Supplementierung von Vitamin D genannt. Diese kann zu Nebenwirkungen wie Hypercalcämie, Gefäßverkalkung, Osteoporose und Nierensteinen führen. Dabei liegt die Ursache der Hypercalcämie oft in einem Mangel an Vitamin K, da bei hoher Vitamin-D-Aufnahme der Bedarf an Vitamin K steigt und die Vitamin-K-Speicher aufgebraucht werden können.

Eine zu hohe Calciumaufnahme oder eine latente Azidose (wie bei Nierenleiden oder Diabetes) und andere Faktoren können das Calcium im Blut erhöhen. Erst dies sorgt für die toxischen Wirkungen des Vitamin D, die alle auf Kalzifizierungsprozessen beruhen. Je höher die Zufuhr an Calcium (vor allem als Calciumphosphat wie in Milchprodukten) ist und je niedriger der Vitamin-K-Status, desto eher können Nebenwirkungen auftreten.

Vitamin D trägt zur Bildung von Proteinen bei, für deren Aktivierung Vitamin K notwendig ist (z. B. Osteocalcin). Um diese Proteine zu aktivieren, sollte der Vitamin-K-Status im Blut ausreichend sein. Es wird daher empfohlen, eine Nahrungsergänzung von Vitamin D mit Vitamin K2 zu kombinieren (Goddek, 2020). Vor allem bei hochdosierter Zufuhr von Vitamin D ist die ergänzende Einnahme von Vitamin K2 wichtig, um die Vitamin-D-Wirkung zu verbessern und das Risiko potenzieller Nebenwirkungen (Hypercalcämie) zu senken (Goddek, 2020). Sehr hohe alleinige Vitamin-D-Gaben erhöhen die Calciumwerte im Blutserum, was Vitamin K2 durch die Aktivierung von Calciumbindenden Proteinen zum Teil verhindern kann. Der Vitamin-K-Bedarf ist bei hoher Vitamin-D-Aufnahme daher erhöht.

Die *US Geriatric Society* empfiehlt Personen ab 70 Jahren 4000 I.E. (100 µg) Vitamin D pro Tag (*American Geriatrics Society Workgroup on Vitamin D Supplementation for Older Adults*, 2014). Die Vitamin-K-Empfehlung des *Food and Nutrition Board* der USA für Erwachsene liegt bei etwa 100 µg Vitamin K pro Tag (Booth, 2012). Das empfohlene Verhältnis bei höheren Vitamin-D-Dosierungen beträgt damit in der Prävention etwa 1:1 (z. B. in der Prävention im Winter 100 µg Vitamin D3 + 100 µg Vitamin K2).

	Optimaler Serumwert	Aufdosierung bei COVID-19 (täglich)		Erhaltungsdosis (täglich)	Anmerkungen
D₃	75–150 nmol/l bzw. 30–60 ng/ml 25-OH-Vitamin D	3 Tage 1000 µg / 40000 I.E. + 10 Tage 500 µg / 200000 I.E. + 1 Monat 250 µg / 100000 I.E.	**Anschließend Vitamin-D-Serumwert testen:** ggf. weiter ▼ aufdosieren oder Erhaltungsdosis (optimale Dosierung durch Blutwert ermitteln)	1–1,5 µg / 40–60 I.E. D₃ pro kg Körpergewicht z.B. 70–105 µg / 2800–4200 I.E. D₃ bei 70 kg · *American Geriatrics Society:* 100 µg / 4000 I.E. D₃ über 70 J. · *Endocrine Society (ES):* 50 µg / 2000 I.E. D₃ · *EFSA/ES:* 100 µg / 4000 I.E. D₃ gelten als sicher	· Dosis der Sonnenexposition anpassen · Bedarf höher bei Erkrankungen, Entzündungen und Übergewicht · Cave bei chronischen Nierenerkrankungen
K₂	< 300 pmol/l dp-ucMGP**	1:1 Verhältnis von Vitamin K₂ zu D₃: 3 Tage 1000 µg + 10 Tage 500 µg + 1 Monat 250 µg Am besten mit Vitamin A und E (Tocopherole) ergänzen		*Präventiv:* **1:1 Verhältnis von Vitamin K₂ zu D₃** z.B. 70–105 µg K₂ bei 70 kg *Bei Osteoporose oder weiteren Risikofaktoren**:* **2:1 Verhältnis von Vitamin K₂ zu D₃** z.B. 140–210 µg K₂ bei 70 kg	· Vorsicht bei Einnahme von Gerinnungshemmern vom Cumarin-Typ ▶ Absprache mit Arzt *Bei Gesunden:* · keine zu starke Blutgerinnung möglich · Überdosierung bislang nicht beobachtet

* Dephosphoryliertes, untercarboxyliertes Matrix-Gla-Protein; Vitamin K₂ ist Cofaktor der Carboxylierung von dp-ucMGP; bei Vitamin-K₂-Mangel sind die dp-ucMGP-Werte erhöht.
** Weitere Risikofaktoren können u.a. chronische Nierenerkrankungen, Übergewicht sowie Entzündungs- und Kalzifizierungsprozesse jeder Art sein.

Abb. 9: Dosierungsempfehlung zu Vitamin D3 und K2 bei COVID-19 und als (präventive) Erhaltungsdosis

Bei besonderen Risikofaktoren (Osteoporose, Koronare Herzkrankheit, chronische Nierenerkrankungen, Entzündungs- und Kalzifizierungsprozesse jeder Art) sollte die Zufuhr von Vitamin K2 als MK-7 bei der dauerhaften Einnahme verdoppelt werden (Vitamin D3 im Verhältnis zu K2 1:2).

Besonders Nierenkranke haben oft eine latente metabolische Azidose und entwickeln frühzeitig ausgeprägte Kalzifizierungen in den Nieren und Gefäßen. Bei ihnen ist beim Auffüllen eines Vitamin-D-Mangels und der täglichen Dosierung größere Vorsicht geboten und die Kombination von Vitamin D3 mit höherdosiertem Vitamin K2 besonders wichtig.

Weitere Informationen zu den Formen von Vitamin K erhalten Sie in Kapitel 9.2.

Auch die zusätzliche Einnahme von Magnesium ist sinnvoll, da alle Enzyme, die Vitamin D verstoffwechseln, Magnesium zu benötigen scheinen (Uwitonze und Razzaque, 2018).

Warum scheitern Vitamin-D-Studien?

Immer wieder zeigt die Gabe von Vitamin D in Studien nur eine geringe oder keine Wirkung, was Zweifel an dem Nutzen des Vitamins aufkommen lässt. Diese Studien werden häufig als Gegenargument stark verbreitet. Doch diese fehlende Wirkung lässt sich in der Regel durch das Studiendesign erklären, das vielfach Fehler aufweist.

In vielen COVID-19-Studien war schlicht die verwendete Dosis an Vitamin D zu gering. Bei einem vorliegenden Mangel sind niedrige Erhaltungsdosen nicht ausreichend, stattdessen muss Vitamin D in hohen Dosen aufdosiert werden, um wirksame Spiegel zu erreichen – und zwar vorzugsweise in Kombination mit Vitamin K2, um Nebenwirkungen zu verhindern.

Bei einem Mangel wird eine Supplementation mit Vitamin D keinen Effekt erzielen, solange die Dosis nicht ausreicht, um den Mangel zu beheben. Ebenso ist kein Effekt sichtbar, wenn Vitamin D trotz bereits ausreicher Versorgung eingenommen wird. In Interventionsstudien werden jedoch identische Dosierungen für alle Probanden verwendet anstatt diese an den Ausgangswert von Vitamin D anzupassen. Auch das Körpergewicht der Probanden bleibt unberücksichtigt, obwohl dieses einen großen Einfluss auf den Vitamin-D-Bedarf hat (Boucher, 2020).

In der Review-Studie von Martineau wurde die Sterblichkeit durch akute Atemwegserkrankungen bei Einnahme von Vitamin D bei der Gesamtmenge aller Probanden um 12 % auf das 0,88-Fache (OR) reduziert, bei Probanden mit schwerem Vitamin-D-Mangel (<25 nmol) dagegen um 70 % auf das 0,3-Fache (OR). Die Wirkung war also stark abhängig von Vitamin-D-Ausgangsstatus (Martineau *et al.*, 2017).

Problematisch ist auch, dass in vielen Studien der Vitamin-D-Serumwert komplett unberücksichtigt bleibt. Es wird einfach Vitamin D supplementiert, ohne zu überprüfen, ob für eine Wirkung notwendige Blutwerte erreicht werden. Optimalerweise müsste der Vitamin-D-Ausgangswert untersucht werden und die Dosis auf die individuelle Person abgestimmt werden. Der Wert müsste dann während der Studie mehrfach kontrolliert und die Dosis bei Bedarf angepasst werden, so dass Werte erreicht und erhalten bleiben, die über dem Schwellenwert für die Wirkung liegen. Ein Großteil der Probanden in Studien erhält nicht ausreichend Vitamin D (Boucher, 2020).

Weitere Störfaktoren in Studien sind beispielsweise eine zusätzliche Selbst-Supplementation von Vitamin D durch die Probanden, die in vielen Studien erlaubt ist. Auch der sozioökonomische Status hat einen Einfluss auf die Vitamin-D-Versorgung. Je höher das Einkommen, desto häufiger werden gesunde Lebensmittel verzehrt und z. B. Urlaub in sonnenreichen Regionen gemacht, was die Vitamin-D-Eigenbildung erhöht (Boucher, 2020).

Bei vorliegender COVID-19-Infektion kann es teilweise auch zu spät sein, mit Vitamin D3 (Cholecalciferol) zu supplementieren, das erst noch in die aktive Form Calcitriol umgewandelt werden muss. Hier ist die Gabe der Zwischenstufe Calcidiol (Calcifediol) sinnvoller, weil die Umwandlung in die aktive Form schneller erfolgt. Studien mit Calcifediol haben bei COVID-19 sehr gute Ergebnisse gebracht (Nogués *et al.*, 2021; Entrenas Castillo *et al.*, 2020).

Dies gilt insbesondere für das Delta-Virus. Hier müssen bereits vor der Infektion wirksame Vitamin-D-Spiegel bestehen oder eine Auffüllung sehr frühzeitig erfolgen. Supplementierungs-Studien mit Patienten nach Krankenhauseinlieferung werden scheitern, weil es einfach zu spät ist für eine rechtzeitige, wirkungsvolle Umwandlung des Vitamins.

8.14 Alles nur eine Scheinkorrelation?

Die typischen Argumente gegen Vitamin D lauten:

1. Keine bewiesene Kausalität.

2. Vitamin-D-Mangel entsteht durch jede Entzündung, also auch durch die COVID-19-Erkrankung.

Zu Punkt 1: Fakt ist: Die Funktionstüchtigkeit des Immunsystems entscheidet über die Schwere des COVID-19-Verlaufs. Vitamin D spielt nachweislich eine essentielle Rolle im Immunsystem. Vitamin D hat hierfür eine rechtlich, EU-weit zugelassene Gesundheitsaussage. Die Anforderungen hierfür sind mindestens so hoch wie für Arzneimittelzulassungen. Eine kausale Wirkung von Vitamin D ist alleine dadurch belegt und würde eine Vitamin-D-Gabe für alle Personengruppen mit Risiko für Vitamin-D-Mangel rechtfertigen.

Zu Punkt 2: Wenn ein unzweifelhaft lebenswichtiges Vitamin bei einer Erkrankung aufgebraucht wird, ist dies nicht ein Argument gegen eine Supplementierung, sondern erfordert in einer rationalen Welt, dass der Mangel ausgeglichen wird. Hat unser Auto einen Mangel an Motoröl, diskutieren wir auch nicht ewig darüber, warum der entstanden ist: Ist der Ölmangel kausal oder nur korrelativ mit dem Motorschaden, der kommt? Wir füllen Öl nach.

Eine eindeutige Evidenz bzw. eine vollständige monokausale Ursache gibt es in der Medizin nie, auch nicht bei COVID-19. Medizin ist nicht Mathematik. Daher kann man letztlich endlos argumentieren und vor allem für Verunsicherung und Nicht-Handeln sorgen.

8.15 Ist Vitamin D nur Geschäftemacherei?

Vitamin D wird inzwischen viel beworben und es wird in vielen Medien gerne als „Hype" und „Geschäftemacherei" deklariert. Doch kann man mit Vitamin D wirklich viel Geld verdienen?

Tatsächlich ist Vitamin D für die Pharmaindustrie so gewinn-schwach, dass sie kein Vitamin D mehr herstellt und auch kaum welches verkauft. Nahrungsergänzungsmittel sind eben leider wenig lukrativ, weil sie nicht patentierbar sind. Daher hat man sich großteils aus dem Markt verabschiedet.

Die gegenwärtige Evidenz würde ausreichen, um für Vitamin D eine Zulassung als Medikament zum Schutz vor Atemwegsinfekten, Brustkrebsrezidiven und vielen andere Indikationen zu erhalten. Wäre Vitamin D patentierbar und lukrativ, würde es von einer Armee von Pharmareferenten, Medizinprofessoren und Experten sowie ständigen, euphorischen Medienberichten propagiert.

Sicher gehört die Pharmaindustrie zu den wichtigsten Industrien überhaupt. Wir brauchen sichere Medikamente und Impfstoffe, aber wir brauchen auch Vitamin D für ein funktionstüchtiges Immunsystem, das eine gute Immunantwort nach einer Impfung ermöglicht. Wir brauchen eben ein integratives Miteinander ALLER sinnvollen Maßnahmen.

9. Vitamin K2 könnte COVID-19-Verlauf verbessern

Patienten mit schwerem COVID-19-Krankheitsverlauf zeigen eine Fehl- und Überreaktion des Immunsystems, einen sogenannten „Zytokinsturm", der schwerwiegend bis tödlich verlaufen kann. Zytokine aktivieren die Blutgerinnung, weshalb schwere COVID-19-Fälle infolge des Zytokinsturms häufig unter Störungen der Blutgerinnung mit Bildung von Blutgerinnseln (Thrombusbildung) leiden.

Virusinfektionen gehen häufiger mit Thrombusbildung einher – beim Coronavirus scheint dieser Effekt aber besonders stark zu sein. Thromboembolien und mikrovaskuläre Thrombosen sind bei schweren COVID-19-Verläufen häufig und eine führende Todesursache (Janssen *et al.*, 2020). Während bei Schwerkranken ohne COVID-19 im Schnitt 1,3 % eine Lungenembolie erleiden, sind es bei schwerkranken COVID-19-Patienten ganze 30 %. Die Gerinnsel sind neben der Lungenentzündung ein zentraler Grund für die Schädigung der Lunge und tödliches Multiorganversagen. Auch die zum Teil schnelle und starke Verschlechterung des Zustandes der Patienten kann durch die Gerinnselbildung erklärt werden. Das gerinnungshemmende Medikament Heparin sollte daher heute eines der Haupttherapeutika bei COVID-19-Erkrankten in Krankenhäusern sein.

Vitamin K aktiviert nicht nur gerinnungsfördernde, sondern auch gerinnungshemmende Faktoren in der Leber. Es wirkt somit regulierend auf die Gerinnungsfunktion. Daneben erfüllt Vitamin K weitere Funktionen, die über die Gerinnung hinausgehen. Immer mehr Studien zeigen, dass COVID-19-Patienten einen stark reduzierten Vitamin-K-Status aufweisen. Je schwerer der COVID-19-Verlauf, desto stärker der Vitamin-K-Mangel.

Eine Studie nahm die häufig tödlich verlaufende Bildung von Blutgerinnseln bei COVID-19-Patienten zum Anlass, den Vitamin-K-Status dieser Patienten zu analysieren. Als Marker für den Vitamin-K-Status wurde uncarboxyliertes Matrix-Gla-Protein (uc-MGP) im Blut herangezogen. Vitamin K sorgt für die Carboxylierung von MGP – herrscht ein Mangel an Vitamin K, so gibt es ein Zuviel an uc-MGP. Werte für uc-MGP unter 300 pmol/L bezeichnen die Autoren der Studie als gesunde Normwerte. Werte über 500 pmol/l spiegeln einen Vitamin-K-Mangel wider (Dofferhoff *et al.*, 2020).

Es zeigte sich, dass COVID-19-Patienten signifikant mehr uc-MGP im Blut hatten als Kontrollpersonen (durchschnittlich 1673 vs. 536 pmol/l). COVID-19-Patienten mit schweren Verläufen hatten zudem signifikant höhere uc-MGP-Werte als diejenigen mit leichten Verläufen (durchschnittlich 2087 vs. 1299 pmol/l). **Demnach wiesen COVID-19-Patienten einen stark reduzierten Vitamin-K-Status auf. Je schwerer der COVID-19-Verlauf, desto stärker war der Vitamin-K-Mangel (Dofferhoff *et al.*, 2020).**

Auch eine dänische Studie ergab, dass der ucMGP-Spiegel bei COVID-19-Patienten im Krankenhaus signifikant höher war als bei gesunden Kontrollpersonen (1022 vs. 509 pmol/l), d. h. der Vitamin-K-Status war bei den Erkrankten deutlich schlechter. Zusätzlich zeigte sich, dass der ucMGP-Wert bei den verstorbenen Patienten signifikant höher war als bei den Überlebenden (1445 vs. 877 pmol/l). Ein niedriger Vitamin-K-Status sagte demnach eine höhere Sterblichkeit voraus, was den Einfluss von Vitamin K bei COVID-19 unterstützt (Linneberg *et al.*, 2021).

Eine Studie mit 100 COVID-19-Patienten und 50 Kontroll-personen ergab ebenfalls einen erheblich schlechteren Vitamin-K-Status der Erkrankten. Der Vitamin-D-Status der beiden Gruppen unterschied sich nicht signifikant, allerdings hatten die Patienten mit Vitamin-D-Mangel (<20 ng/mL), ebenso wie diejenigen mit schlechtem Vitamin-K-Status, ein stark erhöhtes Risiko für einen schweren Krankheitsverlauf und Tod. Studienteilnehmer mit Vitamin-D-Mangel hatten zudem den schlechtesten Vitamin-K-Status. Diese Ergebnisse lassen ein synergistisches Zusammenspiel der beiden Vitamine vermuten (Desai *et al.*, 2021).

Ursächlich für den schweren Vitamin-K-Mangel bei COVID-19-Patienten ist auch ein erhöhter Vitamin-K-Verbrauch im Rahmen der Lungenentzündung, wodurch die Vitamin-K-Speicher entleert werden (Janssen *et al.*, 2020). Eine schlechte Vitamin-K-Versorgung steht zudem mit verschiedenen gesundheitlichen Risikofaktoren in Zusammenhang, die auch bei COVID-19 das Risiko für einen schweren Krankheitsverlauf erhöhen.

Laut einer weiteren Studie ist ein Vitamin-K-Mangel bei COVID-19-Patienten häufig und bei männlichen Patienten weiter verbreitet als bei weiblichen. Bei einem starken Vitamin-K-Mangel lässt sich eine Korrelation mit erhöhten Entzündungsmarkern (IL-6) erkennen. Dies deutet darauf hin, dass Vitamin K ein wichtiger und einfach behebbarer Risikofaktor für einen schweren Krankheitsverlauf von COVID-19 ist (Anastasi *et al.*, 2020).

Bei einem Vitamin-K-Mangel werden vorrangig gerinnungsfördernde Faktoren in der Leber produziert – auf Kosten anderer Vitamin-K-abhängiger Proteine. Dies wird auch Triage-These bezeichnet (Janssen *et al.*, 2020). So kommt das Protein S, das zur Hälfte außerhalb der Leber in Endothelzellen produziert wird, bei einem Vitamin-K-Mangel zu kurz. Das Vitamin-K-abhängige Protein S hemmt die Blutgerinnung und spielt bei der Prävention von lokalen Thrombosen eine Rolle. Bei Vitamin-K-Mangel ist die wichtige Funktion des Protein S bei COVID-19 beeinträchtigt, was die verstärkte

Thrombusbildung miterklärt (Janssen *et al.*, 2020). Protein S spielt eine bisher unterschätzte Schlüsselrolle in den positiven Wirkungen von Vitamin K. Es wirkt nicht nur gerinnungshemmend, sondern auch antientzündlich, indem es u. a. Prostaglandin E2 (PGE2), Cyclooxygenase-2 (COX-2) und Interleukin-6 senkt (Suleiman et al, 2013).

Ist zu wenig Vitamin K vorhanden, wird auch weniger calcium-bindendes MGP aktiviert, so dass mehr freies Calcium vorhanden ist. Calcium ist ein zentraler Faktor bei der Blutgerinnung. Es liegt im Blut normalerweise zu 45 % an Eiweiß gebunden und zu 50 % in freier, ionisierter Form vor. Calcium-Ionen werden als Gerinnungsfaktor IV klassifiziert und aktivieren die anderen Faktoren II, VII, IX, X und XIII.

Freies Calcium ist der entscheidende Faktor beim Start der Gerinnungskaskade. Ein Überschuss an freiem Calcium kann die Blutgerinnung übermäßig aktivieren, was zu den potenziell tödlichen Blutgerinnseln führt.

Wie also kann Vitamin K die Erkrankung COVID-19 positiv beeinflussen?

- Vitamin K (und Vitamin D) reguliert den NF-kappaB-Signalweg nach unten und reduziert die Bildung proentzündlicher Zytokine.

- Vitamin K aktiviert die Proteine C und S, um die Blutgerinnung zu regulieren und Thrombosen zu verhindern. Aktives Protein S hat zudem antientzündliche Eigenschaften.

- Vitamin K reduziert die Kalzifizierung elastischer Fasern und Lungenschäden, indem es das Matrix-Gla-Protein (MGP) aktiviert.

- Vitamin K2 „blockiert" die Bindungsstelle auf dem Spikeprotein von SARS-CoV-2 und kann so zum Teil verhindern, dass das Virus an den ACE-Rezeptor bindet. (Wie gut dies klinisch wirkt, wird noch in Studien untersucht.) (Myers und McComsey, 2021)

9.1 Erhöhte Blutgerinnung durch Atemnot und Zytokinsturm

Ein relativ konstanter Blut-pH-Wert ist lebenswichtig. Zur Sicherheit greift unser Körper daher gleich auf mehrere Puffersysteme zurück: den Bikarbonat-, Phosphat-, Protein- und Hämoglobinpuffer. Der Bikarbonatpuffer ist das wichtigste Puffersystem im Körper, da hiermit entstehende Säuren über die Atmung in großem Umfang abgegeben werden können. Mit zunehmendem Alter nehmen die Kapazitäten des Bikarbonat- und des Hämoglobinpuffers immer mehr ab. Hinzu kommt, dass die Nieren – unser wichtigstes Ausscheidungsorgan für fixe Säuren – im Laufe unseres Lebens oft die Hälfte ihrer Leistungsfähigkeit einbüßen (Frassetto *et al.*, 1996).

Daher wird es mit zunehmendem Alter immer wichtiger, auf einen ausgeglichenen Säure-Basen-Haushalt zu achten. Dabei sind die basenbildenden Mineralstoffe Kalium, Magnesium und Calcium (als Citrate) besonders wichtig. Kaliumcitrat ist die wichtigste basenbildende Verbindung in Gemüse und Obst und ein wesentlicher Faktor, warum diese so gesund sind. Tierische und verarbeitete Lebensmittel sind reich an säurebildenden Verbindungen wie Kochsalz und Phosphat, deren gesundheitsschädliche Wirkung sehr gut belegt sind. In meinem Fachbuch werden zu dem Thema etwa 400 Studien angeführt (Jacob, 2013). Leicht verständlich sind diese Zusammenhänge auch im sehr empfehlenswerten Buch von Barbara Simonsohn (2020) „Das basische Prinzip" nachzulesen.

Beim Akuten Atemnotsyndrom wird das Abatmen überschüssiger Säuren stark reduziert und saures Kohlendioxid reichert sich im Blut an. Zusammen mit den altersbedingt ohnehin bereits eingeschränkten Pufferfunktionen des Blutes führt dies unweigerlich zu einer Azidämie, einer starken Übersäuerung des Blutes. Dabei steigt die Menge des freien Calciums stark an und fördert die Blutgerinnung (s. o.).

Das durch Vitamin K2 aktivierte Matrix-Gla-Protein (c-MGP) bindet überschüssiges Calcium (Schurgers *et al.*, 2010) und macht es so unschädlich für die Blutgefäße. Liegt neben der Azidose ein Mangel an Vitamin K2 vor, so wird das überschüssige freie Calcium nicht fixiert, kann sich als Calciumphosphat ablagern oder die Blutgerinnung aktivieren. Ein Vitamin-K-Mangel verstärkt also die Blutgerinnung bei einer Azidose zusätzlich.

Auch der bei COVID-19 verbreitete Zytokinsturm ist ein wesentlicher Faktor bei der Bildung von Blutgerinnseln, da Zytokine ebenfalls die Blutgerinnung aktivieren.

9.2   Welches Vitamin K ist das beste?

Vitamin K gibt es in zwei unterschiedlichen Formen: Vitamin K1 (Phyllochinon) und Vitamin K2 (Menachinon). In Lebensmitteln wie grünem Blattgemüse ist reichlich Vitamin K1 enthalten. Der Großteil des aufgenommenen Vitamin K1 wird in der Leber für die Blutgerinnung verbraucht. Zudem hat Vitamin K1 eine sehr kurze Halbwertszeit von 1,5 Stunden (Schurgers *et al.*, 2007). Dies erklärt, warum Vitamin K1 nur geringfügige extrahepatische Vitamin-K-Wirkungen aufweist.

Vitamin K2 hat eine deutlich bessere Stabilität im Körper, insbesondere in Form des all-trans Menachinon-7 (all-trans MK-7). Mit einer Halbwertszeit von ca. 3 Tagen hat es eine etwa 50-mal längere Wirkdauer als Vitamin K1 und erreicht jeden Teil des Körpers (Schurgers *et al.*, 2007). Daneben hat das langkettige Menachinon-7 eine außergewöhnlich hohe Bioverfügbarkeit und wird vom Körper optimal aufgenommen. Natürlicherweise kommt es nur reichlich in Natto (speziell fermentierten Sojabohnen) vor.

Zahlreiche klinische Studien belegen, dass Vitamin K2 (MK7) vor allem in Bezug auf die Wirkungen außerhalb der Leber (z. B. Produktion des gerinnungshemmenden Proteins S) K1 deutlich überlegen ist und Effekte erzielt, die mit Vitamin K1 nicht erreicht werden (Halder *et al.*, 2019).

Auch von Vitamin K2 gibt es verschiedene Formen. Am wirkungsvollsten ist das Menachinon-7 (MK-7). Dieses gibt es wiederum in cis- und trans-Form. Dabei ist es wichtig, Vitamin K2 in all-trans-Form (all-trans MK-7) zu wählen, da die cis-Form nahezu wirkungslos ist.

9.3   Vitamin K2 in Nahrungsergänzungen

Vitamin K2 ist 50-mal länger im Blut als Vitamin K1 – aber als Rohstoff leider auch über 50-mal teurer. Aus diesem Grund wird diesbezüglich viel getrickst. Ein Vitamin-K-Produkt, das verspricht „mit Vitamin K2", kann immer noch zum Großteil aus Vitamin K1 bestehen. K1 erfüllt zwar prinzipiell die gleichen Funktionen, müsste aber aufgrund der kurzen Halbwertszeit etwa alle zwei Stunden, auch nachts, eingenommen werden. Aus diesem Grund erfüllt zwar K1 seine Rolle in der Bildung von Gerinnungsfaktoren in der Leber, hat aber in Studien keinen messbaren positiven Einfluss auf das Gefäßsystem.

Vitamin K2 MK-7 ist in Kombination mit Calcium oder Magnesium normalerweise nicht stabil, da es durch die Mineralstoffe abgebaut wird. Produkte, die Vitamin K2 mit

Mineralstoffen kombinieren, müssen das Vitamin K2 schützen, z. B. durch eine doppelte Mikroverkapselung. Zudem ist Vitamin K2 lichtempfindlich. Aus diesen Gründen enthalten viele Nahrungsergänzungsmittel mit Vitamin K2 nicht die ausgelobten Mengen oder einen hohen Anteil an biologisch inaktivem cis-MK-7.

Eine Studie des norwegischen Labors Synthetica AS ergab, dass von 233 untersuchten Mineralstoffprodukten mit Vitamin K2 in Form von MK-7 nur 16 % den auf dem Etikett angegebenen Vitamin-K2-Gehalt erreichten. Bei 109 Produkten ohne Mineralstoffe war dies bei 50 % der Fall. Bei den anderen 50 % der Produkte lag die K2-Menge oft stark unter der ausgelobten Menge.

In einer weiteren Untersuchung wurden 52 Produkte auf ihren Gehalt an cis- und trans-MK-7 getestet. Nur drei Produkte hatten einen Gehalt von trans-MK-7 über 50 % und nur eines über 80 %. Demnach enthalten viele Vitamin-K2-Produkte hauptsächlich biologisch inaktives cis-MK-7 und sind dementsprechend deutlich weniger wirksam als vom Verbraucher angenommen. Dies lässt sich dadurch erklären, dass viele Hersteller billiges Vitamin K mit hohem cis-Anteil aus China einsetzen oder aber Vitamin K hochwertiger Marken hiermit „strecken", um Geld zu sparen.

Wichtiger Hinweis: Präventiv sind Dosierungen von etwa 100 µg Vitamin K2 ausreichend. Bei einer tatsächlichen COVID-19-Erkrankung sollte die Dosierung stark erhöht werden, da der Vitamin-K-Verbrauch ansteigt und die höheren Vitamin-K-Mengen für die Aktivierung von Protein S wichtig sind. Zwar gibt es noch keine wissenschaftlichen Daten dazu, aber da Vitamin K1 und K2 nicht toxisch sind und es daher keine Einnahmebegrenzungen gibt, sind bei einer Infektion Dosierungen von bis zu

500 µg sinnvoll. Bei K2 (MK-7) reicht die Gabe einmal am Tag, während K1 etwa alle zwei Stunden verabreicht werden müsste. Vitamin K ist fettlöslich und wird daher am besten in Öl gelöst aufgenommen.

Wichtiger Hinweis: Bei Einnahme von Cumarin-Gerinnungshemmern muss eine Absprache mit dem Arzt erfolgen! Vitamin K1 und K2 reduzieren deren Wirkung. Cumarine verursachen Arteriosklerose und haben potenziell andere schwere Nebenwirkungen. Sinnvoll ist die Umstellung auf moderne Gerinnungshemmer.

9.4 Nattokinase gegen Thrombosen

Die Nattokinase ist ein Enzym, das im japanischen Gericht Natto vorkommt. Natto entsteht durch die Fermentation von Sojabohnen mithilfe des Bakteriums Bacillus subtilis, wobei Nattokinase und Vitamin K2 gebildet wird. Nattokinase hemmt die Bildung von Blutgerinnseln und fördert die Durchblutung, weshalb die ergänzende Aufnahme bei COVID-19 sinnvoll sein kann. Nattokinase kann vorhandene Blutgerinnsel auflösen, u. a. durch die direkte Hydrolyse von Fibrin und Plasmin-Substrat. Dadurch fördert Nattokinase die Durchblutung, was wiederum den Blutdruck und das Thromboserisiko senkt. Die Wirkungen sind ähnlich derer von bekannten Blutverdünnern wie Aspirin, dabei hat Nattokinase in der korrekten Dosierung von 2000 FU (*fibrinolytic units*) jedoch kaum bis gar keine Nebenwirkungen (Weng *et al.*, 2017).

10. Stärkung von Immunsystem und Allgemeinzustand

10.1 Atemwegsinfekte sind nichts Neues – Tipps für ein starkes Immunsystem schützen seit jeher

Untere Atemwegsinfekte waren schon immer eine führende Todesursache – auch ohne COVID-19. Jährlich versterben daran über 2 Millionen Menschen (GBD 2016, 2018; GBD 2017, 2018).

Die klassischen Empfehlungen für starke Abwehrkräfte zum Schutz vor typischen Atemwegsviren sind daher seit jeher wichtig – auch aktuell in der derzeitigen Pandemie:

- Abwehrkräfte mit den zentralen Mikronährstoffen Vitamin D, Selen, Zink, Vitamin C etc. unterstützen
- Vollwertig pflanzenbetont essen
- Für erholsamen und ausreichenden Schlaf sorgen
- Schleimhäute warmhalten und Unterkühlung vermeiden
- Blutdruck messen und normalisieren ist lebenswichtig

Sehr wichtig zur Vorbeugung ist natürlich die Lebensweise: Eine vollwertige Ernährung mit viel Gemüse und Obst, ausreichend Schlaf und regelmäßige Bewegung bilden eine gute Grundlage für ein schlagkräftiges Immunsystem. Die optimale Aufnahme von Mikronährstoffen verringert das Infektionsrisiko und kann Dauer und Schweregrad einer Infektion reduzieren. Für das Immunsystem sind vor allem die Vitamine A, C, D, E, B6, B12 und Folsäure von Bedeutung sowie die Mineralstoffe Zink, Selen, Eisen, Kupfer und Magnesium. Auch Polyphenole und Omega-3-Fettsäuren sind in diesem Zusammenhang von großer Bedeutung (u. a. Keflie und Biesalski, 2021).

Ist eine ausgewogene Ernährung nicht hinreichend möglich (leider sehr häufig!), ist eine Nahrungsergänzung mit immun-relevanten Mikronährstoffen notwendig.

Calder *et al.* (2020) empfehlen ein Multivitamin- und Mineral-stoffpräparat in Höhe des Nährstoffbedarfs sogar ergänzend zu einer ausgewogenen Ernährung. Bei einem bestehenden Infekt kann der Nährstoffbedarf um ein Vielfaches erhöht sein, weshalb hier Nahrungsergänzungsmittel besonders sinnvoll sind. Aber auch Ältere, Übergewichtige und Personen mit einer nährstoffarmen Fehlernährung sollten über eine Nahrungsergänzung nachdenken, da ihr Immunsystem oft unterversorgt und beeinträchtigt ist (Calder *et al.*, 2021). Prof. Calder ist Präsident der *Federation of European Nutrition Societies* (FENS).

Wechselgüsse nach Pfarrer Kneipp, Heiß-Kalte-Wechsel-duschen und Nasenbäder mit Salzwasser härten ab und stärken die Abwehrkräfte. Oft vergessen wird, dass man im Winter Hals, Kopf und Füße warmhalten muss, weil Unterkühlung häufig der Auslöser von Erkältungen ist. Einen Schutz der Schleimhaut im Hals- und Rachen-Raum bieten neben warmer Luft mit ausreichender Luftfeuchtigkeit außerdem antiviral und antioxidativ wirksame Polyphenole, viel Trinken sowie die ausreichende Versorgung mit Vitamin A. Mehr hierzu in den Kapiteln 10.2, 10.3 und 10.7.

Im Falle einer schweren Erkältung, Grippe- oder COVID-19-Infektion sollte man sich unbedingt schonen. Die volle Rege-neration dauert einige Wochen. Wer hier zu früh durch-startet, riskiert eine Herzmuskelentzündung (ggf. auch bei einer Impfung) und gar nicht so selten sogar einen Herzinfarkt. Sollte ein Zytokin-Sturm (hohes Fieber, große Müdigkeit, starkes Krankheitsgefühl, ggf. Atemnot, Übelkeit) oder eine akute bakterielle Sekundärinfektion der Lunge (Pneumonie) auftreten, ist eine klassisch schulmedizinische Vorgehensweise notwendig.

Ein naturheilkundlicher Klassiker ist das Inhalieren mit antiviralen ätherischen Ölen wie Thymian, Salbei, Cajeput, Eukalyptus, Minze etc. Diese gelangen auch direkt in die Lunge und können eine Infektion verhindern oder bekämpfen. Dafür kann man einen Ultraschallverdampfer, ein Inhaliergerät oder einfach einen Topf mit kochendem Wasser nehmen, um die Öle zu verdampfen.

10.2 Polyphenole zur natürlichen Entzündungshemmung und Virenbekämpfung

Die übliche Eintrittspforte für Viren bei sauberen Luftverhältnissen sind die Schleimhautzellen von Mund und Nase. Unterkühlung ist der wichtigste Auslöser von Virusinfekten, weil die Schleimhäute angreifbar werden. Dort vermehren sich die Viren mit hoher Geschwindigkeit und die Folgen zeigen sich innerhalb weniger Tage – z. B. als grippaler Infekt, echte Grippe (Influenza) oder eben COVID-19. Der lymphatische Rachenring („Mandeln") ist die erste zentrale Abwehrbarriere gegenüber der Invasion von Viren und Bakterien aus der Mund- und Nasenhöhle.

Einen Schutz der Schleimhaut im Hals- und Rachen-Raum bieten z. B. antibakteriell, antiviral und antioxidativ wirksame Polyphenole. Polyphenole sind besondere Pflanzenstoffe, die beispielsweise im Granatapfel, der Holunderbeere, der Zistrose oder der Eberraute vorkommen. **Granatapfel-**

Polyphenole verfügen über eine breite Wirkung gegen Krankheitserreger. Sie töten Grippeviren ab, hemmen ihre Vermehrung und unterstützen sogar die Wirkung von Grippemedikamenten wie Tamiflu® (Haidari *et al.*, 2009). Auch hemmen sie auf natürliche Weise das Entzündungsgeschehen und wirken so einem Zytokinsturm entgegen (Sohrab *et al.*, 2014). Erste Studien deuten auch auf eine spezifische Wirksamkeit von Granatapfel-Polyphenolen, insbesondere Punicalagin und Punicalin, gegen SARS-CoV-2 hin (Saadh et al., 2021; Tito et al., 2021; Suručić et al., 2021). Sinnvoll erscheint hier eine frühe Anwendung, insbesondere direkt auf den Schleimhäuten im Rachenraum.

Holunderbeeren können bei Grippepatienten die Erkrankungsdauer verkürzen und die Symptome deutlich lindern (Zakay-Rones *et al.*, 1995; Zakay-Rones *et al.*, 2004). **Zistrosen-Polyphenole** wirken günstig bei der Reduktion von Erkältungssymptomen (Kalus *et al.*, 2009).

An der Universität in Köln wurde **Eberrauten-Tee** auf seine immunstimulierende Wirkung hin untersucht. Dafür verabreichte man Eishockeyspielern der Kölner Haie den Tee und studierte das Immunsystem. Die „Teetrinker" unter den Spielern wiesen eine signifikante Steigerung der Immunabwehr auf (Randerath *et al.*, 1997). Vor allem die natürlichen Killerzellen, die zytotoxischen T-Lymphozyten und bestimmte Gewebsmakrophagen (Fresszellen) wurden erheblich in ihrer Aktivität gesteigert. Das sind exakt die drei Zelltypen, die eine Immunabwehr bei viral bedingten Krankheiten, zu denen auch COVID-19 gehört, ausmachen.

Weitere wirkungsvolle Pflanzen sind Echinacea, Hagebutte, Knoblauch, Curcuma, Ingwer, Kapuzinerkresse und Meerrettich sowie Oregano- und Nelkenöl. Propolis ist reich an Polyphenolen und anderen antiseptischen Wirkstoffen. Frischer **Ingwer** schützt die Epithelzellen der Atemwege davor, dass sich Viren anheften und eindringen können (Chang *et al.*, 2013). Frisch aufgebrühter Ingwertee befeuchtet zusätzlich die Schleimhäute. **Echinacea** wird häufig eingesetzt, um viralen Atemwegsinfektionen vorzubeugen und um diese zu behandeln. Die Pflanze bekämpft außerdem bakterielle Sekundär-Infektionen und unterdrückt die übermäßige Zytokin-Bildung (Vimalanathan *et al.*, 2017). Die **Hagebutte** wirkt immunmodulierend und reguliert u. a. die Interleukin-6-Bildung nach unten (Patel, 2012). **Knoblauch** reguliert die Zytokin-Freisetzung und stimuliert das Immunsystem über Makrophagen, Lymphozyten und NK-Zellen (Arreola *et al.*, 2015).

Die **Katzenkralle** (*Uncaria tomentosa*) enthält mehrere antivirale bioaktive Verbindungen, die eine potenzielle therapeutische Wirkung gegen SARS-CoV-2 haben. Ein Extrakt aus Katzenkralle konnte in einer Studie innerhalb von 48 Stunden die Virusvermehrung von SARS-CoV-2 hemmen und dessen schädlichen Einfluss auf Zellen reduzieren. Der komplementäre Einsatz bei der Behandlung von COVID-19 scheint daher erfolgsversprechend (Yepes-Perez *et al.*, 2020 und 2021).

Quercetin

Quercetin wirkt über mehrere Ansatzpunkte unterstützend gegen Atemwegserkrankungen im Allgemeinen und speziell gegen COVID-19. Es hat antioxidative, antientzündliche, antivirale und immunmodulatorische Eigenschaften.

Quercetin wirkt antientzündlich und immunmodulatorisch:

1. Es reduziert die Aktivierung von NF-kB und die Produktion bzw. Ausschüttung proentzündlicher Botenstoffe (Leukotriene, Prostaglandine) und Enzyme.

2. Quercetin stabilisiert auch die Mastzellen und hemmt so die Freisetzung von Histamin, Zytokinen und Interleukinen.

3. Quercetin kann die Immunreaktion zudem durch Stimulierung von Immunzellen wie Lymphozyten sowie durch gezielte Beeinflussung weißer Blutkörperchen und der zellulären Immunreaktion regulieren.

Quercetin wirkt mehrfach antioxidativ, indem es freie Radikale einerseits auf direktem Wege neutralisiert und andererseits auch indirekt über die Verhinderung der Lipidperoxidation sowie die Hemmung von Enzymen, die freie Radikale produzieren.

Quercetin hat zudem antivirale Wirkungen (z. B. bei Grippe, Hepatitis C, SARS-CoV-2). Es blockiert wirkungsvoll die Protease, die für die Vermehrung des Virus benötigt wird, sowie das Spike-Protein, mit dem das Virus an die Körperzellen andockt und welches für seine hohe Infektiosität verantwortlich ist (Smith und Smith, 2020; Khaerunnisa *et al.* 2020; Derosa *et al.*, 2020; Di Pierro *et al.*, 2021c).

SARS-CoV-2 führt wie andere Viren zur vermehrten Entstehung von seneszenten Zellen. Hierbei handelt es sich um Zellen, die sich nicht mehr teilen und funktionell gestört sind. Sie schütten entzündliche und gerinnungsfördernde Substanzen aus, was zur Entstehung des Zytokinsturms beiträgt. Quercetin trägt zur Auflösung seneszenter Zellen bei COVID-19 bei (Lee *et al.*, 2021).

Die Bioverfügbarkeit von Quercetin ist im Phospholipid-Komplex um das 20–fache verbessert (Riva *et al.*, 2019).

Beindruckende klinische Studien zu Quercetin bei COVID-19

Erste klinische Studien zu Quercetin gegen COVID-19 weisen beeindruckende Ergebnisse auf: Eine Studie untersuchte den Einfluss der Quercetingabe auf den Krankheitsverlauf bei COVID-19. 76 Patienten bekamen im frühen Krankheitsstadium 30 Tage lang zusätzlich zur Standardtherapie Quercetin (2x 200 mg pro Tag als Quercetin-Phospholipid), weitere 76 Patienten wurden ohne Quercetin therapiert. **In der Quercetin-Gruppe war die Wahrscheinlichkeit für einen Krankenhausaufenthalt um 68 %, die Dauer der Hospitalisierung um durchschnittlich 77 % und die Häufigkeit einer Sauerstofftherapie um 93 % reduziert.** In der Kontrollgruppe benötigten 8 Patienten eine Intensivbehandlung, von denen 3 verstarben. In der Quercetin-Gruppe war keine Intensivbehandlung nötig und es kam zu keinem Todesfall (Di Pierro *et al.*, 2021a).

In einer weiteren Studie mit 42 COVID-19-Patienten trug Quercetin (3x200 mg pro Tag als Quercetin-Phospholipid) zur **Reduktion der Symptome** (u. a. Fatigue, Müdigkeit, Appetitverlust) sowie zu einem **früheren negativen PCR-Test** bei. Nach einer Woche hatten in der Quercetin-Gruppe 57 % der Probanden keine Symptome mehr (im Gegensatz zu 19 % in der Kontrollgruppe) und 73 % wiesen einen negativen PCR-Test auf (10 % in der Kontrollgruppe) (Di Pierro *et al.*, 2021b). In beiden Studien erwies sich Quercetin als sicher und nebenwirkungsarm.

10.3 Vitamin C und A, Zink und Selen sind essenziell für das Immunsystem

Vitamin C

Neben Vitamin D nimmt auch Vitamin C positiven Einfluss auf die Zytokin-Produktion und unterdrückt u. a. die Bildung von Interleukin-6. Vitamin C neutralisiert zudem überschüssiges Histamin.

Ein Mangel an Vitamin C beeinträchtigt das Immunsystem und macht damit anfälliger für Infektionen. Zugleich wirken sich Infektionen negativ auf den Vitamin-C-Spiegel im Blut aus, was einen ausreichenden Blutspiegel vor allem in Zeiten mit hohem Infektionspotential noch wichtiger macht (Carr und Magini, 2017). Präventiv empfehlen Calder *et al.* (2020) täglich mindestens 200 mg Vitamin C, bei akuter Infektion 1-2 g pro Tag.

Aus einem chinesischen Infektionskrankenhaus wird berichtet, dass Vitamin-C-Infusionen (täglich 7,5–15 g, drei Tage in Folge) bei schwerem Verlauf von COVID-19 den Verlauf erfolgreich linderten. Eine klinische Studie wird nun dazu von der Regierung finanziert.

Gröber *et al.* (2020) empfehlen bei schwerem COVID-19-Verlauf eine hochdosierte Vitamin-C-Gabe: Wirkungsvoll ist die Einnahme von 1000–3000 mg Vitamin C über den Tag verteilt in Kombination mit Bioflavonoiden (Citrus, Hagebutte). Eine noch deutlich bessere Wirkung wird über das Blut erreicht: Intravenös werden in den ersten 10 Tagen 15–30 g pro Tag empfohlen, danach 2-4-mal 7,5–15 g pro Woche (nach Ausschluss von Kontraindikationen!).

Vitamin C wirkt synergistisch mit Zink und Quercetin.

Vitamin A gegen Atemwegsinfektionen

Vitamin A ist bekannt für seine Bedeutung für das Seh-vermögen, das Vitamin spielt jedoch auch eine sehr wichtige Rolle bei viralen Erkrankungen. Ein Vitamin-A-Mangel zeigt sich zuallererst in den Schleimhäuten der Atemwege. Vitamin A steuert über die Regulation von Genaktivitäten Wachstum und Entwicklung von Schleimhautzellen des Respirations- und Magen-Darm-Trakts. Die Konsequenz eines Vitamin-A-Mangels ist eine höhere Infektanfälligkeit und durch sich wiederholende Infekte zudem ein höherer Vitamin-A-Verbrauch. Dies wiederum verstärkt einen bestehenden Mangel (Biesalski *et al.*, 2017). Vitamin A kann bereits geschulte Immunzellen aus dem Organismus in die Darmschleimhaut zurückzuholen (Cantorna *et al.*, 2019).

Besonders wichtig: Die Wirkung der zwei Vitamine D und A ist voneinander abhängig, da die Rezeptoren des Vitamin-D-Hormons (VDR) und des Vitamin-A-Hormons (RXR) beim Ablesen eines Gens miteinander verschmelzen.

Mit einer Vitamin-A-Aufnahme unterhalb der Zufuhrempfeh-lungen muss laut BfR (2004) bei weit über 25 % der Bevölkerung gerechnet werden. Der Anteil könnte sogar noch höher liegen, da in den vorliegenden Erhebungen ein zu niedriger Konversionsfaktor (6:1 statt 36:1) für die Berechnung der Vitamin-A-Aktivität durch aufgenommenes beta-Carotin verwendet wurde. Bekannt ist auch ein Genpolymorphismus bei 40 % der weißen Bevölkerung in Europa, der dazu führt, dass die betroffenen Personen kaum beta-Carotin in Vitamin A umwandeln können (Gröber, 2019).

Ein Vitamin-A-Mangel ist zwar weniger häufig als ein Vitamin-D-Mangel, harmloser ist er damit jedoch nicht.

Gerade bei einer Virusinfektion der Atemwege ist die zusätzliche Aufnahme von Vitamin A sehr empfehlenswert, weil der Vitamin-A-Bedarf durch die Infektion stark ansteigt. Gröber *et al.* (2020) empfehlen in der Prävention die Supplementierung von 30–50 internationalen Einheiten (IE) Retinol pro kg Körper-gewicht und Tag.

Vitamin E

Vitamin E – am besten in Form natürlicher Tocopherole – wirkt zwar nicht antiviral, kann aber vor Folgeschäden einer Virusinfektion schützen. Denn diese lösen Entzündungen und damit starken oxidativen Stress aus. Das fettlösliche Vitamin E fängt die freien Radikale ab, weshalb im Fall einer Infektion der Vitamin-E-Bedarf erhöht ist. Dadurch kann es wichtige Organe, wie z. B. Lunge und Leber, vor Schäden schützen (Mileva und Galabov, 2018).

Darüber hinaus schützt Vitamin E vor Blutgerinnseln (National Institutes of Health, 2021b), welche zu den Haupttodesursachen bei COVID-19 zählen. Insbesondere gamma-Tocopherol reduziert die Thrombozytenaggregation und verzögert die arterielle Thrombusbildung.

Gamma-Tocopherol hat zudem einen positiven Einfluss auf die Bildung von bioaktivem NO (Stickstoffmonoxid), das die Endothelfunktion verbessert, die Gefäße erweitert und auch der Virenabwehr dient (Singh *et al.*, 2007).

Der Körper benötigt Vitamin E auch zur Stärkung seines Immunsystems, damit es eindringende Bakterien und Viren abwehren kann.

Zink und Selen

Die beiden Spurenelemente Zink und Selen sind für das Immunsystem von großer Bedeutung (Mocchegiani *et al.*, 1999 für Zink, Arthur *et al.*, 2003, Bellinger *et al.*, 2003, für Selen). Beide Spurenelemente beeinflussen wesentlich Anzahl und Funktion der natürlichen Killerzellen, die eine zentrale Rolle bei Virusinfekten spielen (Ravaglia *et al.*, 2000). Ein Zink- (Mocchegiani *et al.*, 1999) und Selen-Mangel (Beck *et al.*, 2007) beeinträchtigt die Immunantwort auf Virusinfekte.

Zink

Zink verbessert die Reaktionslage des Immunsystems bei Erkältungen und Infektionserkrankungen – auch bei Kindern (Brown *et al.*, 2009, Ho *et al.*, 2001; Kahmann *et al.*, 2008). Es unterstützt das Immunsystem dabei, Abwehrzellen gegen Viren und Bakterien zu bilden. Zudem kann Zink einen Zytokinsturm bei Infekten abmildern.

Insbesondere bei älteren Menschen scheint ein latenter Zinkmangel häufig aufzutreten. Das Immunsystem wird dadurch insgesamt geschwächt, mehr Infekte und Autoimmunerkrankungen treten auf, und die Immunbalance wird in Richtung TH-2-Helferzellen verschoben (Haase und Rink, 2009). Risikogruppen, allen voran Kinder, ältere oder kranke Menschen und Diabetiker, leiden häufig an den Folgen von Zinkmangel: schwache Immunabwehr, häufige Erkältungen, schlechte Wundheilung, Hauterkrankungen sowie Haar- und Nagelschäden.

Klinische Studien belegen die Wirksamkeit von Zinkpräparaten in der Prävention und Therapie virusbedingter Atemwegskrankheiten. Demnach kann Zink die Dauer und Schwere von Erkältungen bei Kindern und Erwachsenen signifikant verringern (z. B. Prasad *et al.*, 2000). Gibt man Kindern vorbeugend Zink, bekommen sie seltener infektiöse Magen-Darm- und Atemwegserkrankungen. Durchfall-erkrankungen verlaufen sanfter und kürzer (Brown *et al.*, 2009).

Bei akuten Atemwegsinfektionen mit Symptomen wie beispielsweise Halsschmerzen und Schnupfen ist es für die therapeutische Wirksamkeit wichtig, dass die Zink-Ionen direkten Kontakt mit der Virusoberfläche haben. Daher sind Lutschtabletten mit Zink oder Tropfen empfehlenswert.

Selen

Auch Selen ist unverzichtbar für ein gut funktionierendes Immunsystem (Arthur *et al.* 2003). Bei Selenmangel ist die Infektanfälligkeit höher und die Krankheitsverläufe sind gravierender (Arthur *et al.*, 2003; Nelson *et al.*, 2001). Umgekehrt erhöhen Erkältungskrankheiten den Selenbedarf. Viele Menschen, insbesondere Raucher, leiden unter Selenmangel, was die Immunabwehr schädigt. Ernährungs-wissenschaftler bezeichnen die Selenzufuhr in Deutschland grundsätzlich als verbesserungswürdig.

Eine Studie untersuchte 166 Serumproben von 33 COVID-19-Patienten. Die Patienten wiesen einen ausgeprägten Mangel an Selen auf. Der Selenstatus war signifikant höher bei Proben von Patienten, die die COVID-19-Erkrankung überlebt hatten im Vergleich zu denjenigen, die daran gestorben waren. Dies deutet darauf hin, dass Selen ein wichtiger Faktor in der Bekämpfung der Infektion ist (Moghaddam *et al.*, 2020).

Anwendung von Zink und Selen

Vor allem im Winter oder bei erhöhtem Infektrisiko ist es sinnvoll, die Zinkspeicher mit täglich 10 bis 15 mg Zink zu füllen. Bei einer Infektion können Zink und Selen hoch dosiert werden, da auch der Verbrauch stark erhöht ist. So sind kurzfristig Dosierungen von 50 mg Zink oder 500 µg Selen täglich durchaus hilfreich. Sowohl bei Zink als auch bei Selen sollte eine dauerhafte Überdosierung aber vermieden werden.

Für die beschriebenen Wirkstoffe ist eine lokale Anwendung an der Haupteintrittspforte der Infektion, also im Hals- und Rachen-Raum, besonders sinnvoll. Dies kann helfen, akuten Atemwegsinfektionen vorzubeugen sowie den Krankheitsverlauf abzumildern.

10.4 Gesunde Darmflora = starkes Immunsystem

Es ist inzwischen wissenschaftlich klar belegt, dass die Darmflora für unser Immunsystem eine zentrale Rolle spielt (Belkaid und Hand, 2014). Demnach hat die Darmflora auch einen weitreichenden Einfluss auf die Kontrolle der COVID-19-Erkrankung.

In einer Studie bekamen 28 hospitalisierte COVID-19-Patienten dreimal täglich ein Probiotikum mit Laktobazillen und Bifidobakterien (u. a. L. plantarum, L. brevis, L. helveticus, B. lactis). Dieses zielte auf die Dysbiose, die bei Patienten gefunden wurde, die an einer COVID-19-Infektion gestorben waren. Ihre Darmflora wies sowohl eine deutliche Reduktion von Bifidobakterien und Laktobazillen auf – die verbreitetsten gesundheitsförderlichen Bakterien im menschlichen Darm – als auch ein vermehrtes Auftreten von potenziell schädlichen Keimen.

Innerhalb von 72 Stunden zeigten fast alle Patienten eine Verbesserung ihrer Symptome (u. a. Durchfall). In der Kontrollgruppe, die kein Probiotikum bekam, war dies nur bei weniger als der Hälfte der 42 Patienten der Fall. Das Risiko für Atemstillstand war in der Gruppe mit Probiotikum achtmal niedriger, ebenso waren der Anteil an Patienten, die auf die Intensivstation verlegt wurden, sowie auch die Sterblichkeit, reduziert (d'Ettorre *et al.*, 2020).

Neben der Darmflora hat der Darm auch aufgrund des Darmsekrets eine besondere Bedeutung für das Immunsystem. Das Darmsekret enthält eine Vielzahl von Immunfaktoren, 70–80 % aller Abwehrzellen befinden sich im Darm. Das Immunglobulin A (IgA) ist das wichtigste sekretorische Immunglobulin. Es ist neben dem Darmsekret auch in anderen Körperflüssigkeiten (u. a. Speichel, Muttermilch) vorhanden und steht somit an erster Front gegen Keime. Es verhindert das Anhaften von Viren und fördert deren Neutralisierung und wirkt sogar innerhalb von Epithelzellen. IgA scheint bei COVID-19 eine besondere Rolle zu spielen. Auch für die Wirkung der Impfung ist sIgA von Bedeutung.

Probiotika, insbesondere Bacillus subtilis, fördern die Bildung von IgA, sowohl in der Darmschleimhaut als auch im Speichel. Damit kann es einen deutlichen Effekt gegen Atemwegsinfektionen erzielen. Daneben ist auch Bifidobacterium lactis sehr wirksam.

Eine Studie mit 100 Probanden (60–74 Jahre) untersuchte den Einfluss eines Probiotikums mit B. subtilis (BSCU1) auf die IgA-Konzentration im Stuhl und Speichel. Am Ende des viermonatigen Studienzeitraums war die IgA-Konzentration im Stuhl in der Versuchsgruppe nahezu doppelt so hoch wie in der Placebogruppe (2424 vs. 1297 µg/ml). Die IgA-Konzentration im Speichel war am Ende der Einnahme in der Versuchsgruppe 45 % höher als in der Placebogruppe (940 vs. 650 µg/ml). Damit wirkte Bacillus subtilis immunstimulierend und konnte dementsprechend auch die Häufigkeit von Atemwegsinfektionen der Studienteilnehmer deutlich reduzieren (Lefevre *et al.*, 2015).

Die positive Wirkung einer vollwertigen, pflanzenbetonten Ernährung auf das allgemeine Risiko für Infektionen wird auch erheblich über die Förderung einer gesunden Darmflora vermittelt. Eine Ernährung, die reich an Fleischerzeugnissen, Protein, Fett und Fertigprodukten ist, fördert hingegen eine pathogene Fäulnisflora im Darm.

10.5 Mineralstoffe für einen ausgeglichenen Säure-Basen-Haushalt

Die bei uns übliche Hauptquelle für Calcium sind Milchprodukte, welche auch reichlich Phosphat enthalten. Dies fördert bei der typischen säurebildenden Ernährung und bei der akuten Azidose, die bei COVID-Atemnot auftritt, die Ausfällung von Calciumphosphat im Gefäß. Empfehlenswert ist basenbildendes Calcium aus pflanzlichen Quellen, da dieses auch die Übersäuerung ausgleicht. So enthalten Gemüse und Obst im Gegensatz zu Milchprodukten neben Calcium auch reichlich basenbildendes Magnesium- und Kaliumcitrat, die für den Säure-Basen-Haushalt und gezielten Elektrolytausgleich ebenfalls von großer Bedeutung sind. Tierische und industriell stark verarbeitete Lebensmittel wirken, aufgrund ihrer Proteinzusammensetzung und ihres oft hohen Salzgehaltes, dagegen säurebildend und sollten nur in Maßen verzehrt werden.

Für Personen ohne Niereninsuffizienz sind Kaliumcitrat, Magnesiumcitrat und Calciumcitrat besonders geeignet für den gezielten Ausgleich des Säure-Basen- und Mineralstoff-Haushalts (Granchi *et al.*, 2018; Veronese *et al.*, 2017). Bei erhöhten Serumkaliumwerten bei Nierenkranken ist magensaftresistentes Natriumbikarbonat empfehlenswert.

Den Calciumverlust im Rahmen einer Azidose und COVID-19 gar nicht zu ersetzen, würde zu hypokalzämischen Störungen und zur Calcium-Freisetzung aus den Knochen führen (z. B. Carnauba *et al.*, 2017).

Da zu viel Calcium aber auch die Blutgerinnung fördert und zu Verkalkungen führen kann, ist bei COVID-19 nur eine moderate Supplementierung (max. 550 mg) zusammen mit Kalium (1500 mg) und Magnesium (375 mg) als Citrate – am besten in isotoner Lösung mit viel Wasser über den ganzen Tag verteilt getrunken – sowie mit Vitamin D3 und Vitamin K2 empfehlenswert. Kaliumcitrat reduziert dabei den Calciumverlust und damit den Calciumbedarf (Jehle *et al.*, 2006). (Vgl. Kapitel 7.5)

10.6 Hoher Salzkonsum erhöht Anfälligkeit für bakterielle Sekundärinfektionen

Viel Salz (Natriumchlorid) in der Ernährung wirkt säurebildend. Das liegt an dem Chlorid in dieser Verbindung. Im Körper entsteht daraus Salzsäure – eine nicht-metabolisierbare, fixe Säure, die über die Nieren ausgeschieden werden muss. Ein Überschuss an fixen Säuren im Blut und eine ernährungsbedingte milde metabolische Azidose erhöhen den Cortisolspiegel im Blut (Maurer *et al.*, 2003; Vormann und Goedecke, 2006). Über diesen Mechanismus können überschüssige Säuren die Abwehrkräfte des Körpers gegen Bakterien schwächen.

Eine Studie zeigt diesen Zusammenhang eindrucksvoll: Der zusätzliche Verzehr von 6 g Salz am Tag bewirkte, dass die neutrophilen Granulozyten (spezielle Immunzellen, die v. a. Bakterien eliminieren) nicht mehr so effektiv agierten wie zuvor. Durch das viele Salz wurden die Nieren zur Salzausscheidung angeregt. Als unerwünschter Nebeneffekt sammelten sich im Körper Glucocorticoide (z. B. Cortison) an. Die Glucocorticoide wiederum hemmten die Aktivität der neutrophilen Granulozyten (Jobin *et al.*, 2020).

Eine regulierte Salzaufnahme kann daher das Risiko einer bakteriellen Sekundärinfektion zusätzlich zu einer SARS-CoV-2-Infektion reduzieren.

10.7 Empfehlungen für starke Abwehrkräfte

Zentrale Mikronährstoffe unterstützen die Abwehrkräfte

Es versteht sich von selbst, dass das Immunsystem auf eine gute Versorgung mit zahlreichen Mikronährstoffen angewiesen ist. Gerade im Erkrankungsfall müssen viele Immunzellen und Antikörper neu gebildet werden. Dieser Vorgang verbraucht nicht nur Zellenergie, sondern auch viele Bausteine (z. B. Spurenelemente, Vitamine und Aminosäuren).

Bildlich dargestellt: Unser Körper ist vergleichbar mit einer großen, ständig aktiven Baustelle. Diese benötigt sowohl Material (z. B. Vitamine, Mineralstoffe, Aminosäuren) als auch Arbeiter (z. B. Enzyme). Werden die Materialien knapp, können die Arbeiter nicht weiterbauen. Herrscht bereits zum Baubeginn Materialmangel, wird das Gebäude bröckelig (häufige Infekte) und das Fundament ist bereits instabil (schlechter Allgemeinzustand). Deshalb sind unsere Zellen darauf angewiesen, stets möglichst alle Materialien in ausgewogener Menge zur Verfügung zu haben. Das gilt vor allem dann, wenn wir gegen eine Infektion ankämpfen müssen.

Im Ernstfall muss das Immunsystem schnell reagieren. Für die zügige Bildung von Immunzellen und notwendigen Boten-stoffen braucht der Körper möglichst zeitgleich alle Mikro-nährstoffe, die als Bausteine benötigt werden. Fehlt nur ein wichtiger Baustein (das schwächste Glied in der Kette), funktioniert das Immunsystem nicht mehr effektiv. Gerade ältere Menschen weisen häufig Defizite bei gleich mehreren zentralen Bausteinen (Spurenelemente, Vitamine und Ami-nosäuren) auf.

Diese Bausteine sind spezifische Aminosäuren für das Immunsystem (wie Lysin, N-Acetylcystein, Taurin) und Mikronährstoffe (Vitamine und Mineralstoffe). Bei einer Nahrungsergänzung werden sie am besten in Kombination mit antientzündlichen Pflanzenstoffen wie Curcumin und Omega-3-Fettsäuren kombiniert. Diese leisten einen wichtigen Beitrag zur Regeneration der Darmzellen, Entzün-dungsabwehr sowie zur Bildung und zum Recycling von L-Glutathion, dem wichtigsten zellulären Antioxidans. Auch die Regeneration von einer COVID-19-Erkrankung wird durch eine optimale Vitalstoffversorgung stark beschleunigt.

Ausreichende Vitamin-D-Versorgung sicherstellen

Vitamin D stärkt das Immunsystem und kann wesentlich zu einem geringeren Infektionsrisiko sowie zu einem deulich milderen Krankheitsverlauf von COVID-19 beitragen. Auf-grund der Studienlage ist die Bestimmung des Vitamin-D-Serumwertes, und bei einem Mangel eine Supplementation des Vitamins, empfehlenswert. Der Zielwert im Blut ist 75–150 nmol/l (30–60 ng/ml). Vitamin D ist ein fettlösliches Vita-min und wird daher in Öl gelöst am besten aufgenommen. Die meisten Erwachsenen benötigen im Herbst und Winter hierzulande 2000–4000 I.E. am Tag, da sie zu dieser Jahreszeit im Sonnenlicht selbst kein Vitamin D herstellen können. Bei dunkler Haut oder Arbeit in Innenräumen ist ein Vitamin-D-Mangel aber auch im Sommer häufig.

Die Kombination von Vitamin D3 mit Vitamin K2 und Vitamin A sowie E als Tocopherole ist besonders wirkungsvoll, da sie synergistisch wirken und sich der Bedarf dieser Vitamine bei einer Infektion stark erhöht. Nicht nur Studien, sondern zahlreiche direkte Erfahrungen bestätigen, dass sich der Krankheitsverlauf mit der richtigen Dosierung (präventiv 4000 I.E. Vitamin D3) effektiv abmildern und Long Covid vermeiden lässt.

Zentral ist und bleibt die Virusmenge bei Infektion und der Schutz durch Masken. Daher sollte man sich keinesfalls nur auf Vitalstoffe oder antivirale Medikamente wie Ivermectin verlassen.

Ausführlichere Informationen finden Sie in den entsprechenden Kapiteln.

Vollwertig pflanzenbetont essen

Das Immunsystem kann durch eine vollwertige Ernährung – mit viel Gemüse, Obst, Kräutern, Pilzen, Nüssen und Hülsenfrüchten – effektiv unterstützt werden. Empfehlenswert ist zudem die Reduktion von Salz und tierischem Protein, da diese Maßnahme einen ausgeglichenen Säure-Basen- und Mineralstoff-Haushalt fördert und den Bikarbonatpuffer im Blut stärkt. Die vollwertige, pflanzenbetonte Ernährung schützt nicht nur vor COVID-19, sondern auch vor zahlreichen anderen Erkrankungen wie Bluthochdruck, Diabetes mellitus, Krebs oder Demenz. Eine hilfreiche Grundlage für solch eine ausgewogene und gesundheitsförderliche Ernährung ist mein **Dr. Jacobs Ernährungsplan.** Dieser liefert mit einer pflanzenbasierten und vitalstoffreichen Lebensmittelauswahl die Basis zur Stoffwechseloptimierung. Das dazugehörige **Rezeptbuch „Simply Eat"** meiner Frau Suzanne Jacob hilft dabei, diese Ernährungsweise im Alltag umzusetzen.

Lebensrettend: Blutdruck messen + normalisieren

Bluthochdruck ist der wichtigste Risikofaktor für einen Tod durch COVID-19, doch das Virus ist in diesem Fall statistisch gesehen das kleinste Problem. Denn weltweit ist Bluthochdruck auch die Hauptursache für Schlaganfall, Herzinfarkt, schwere Behinderung und vorzeitigen Tod – noch vor dem Rauchen. Etwa die Hälfte aller Schlaganfälle und Erkrankungen der Herzkranzgefäße entstehen aufgrund von Bluthochdruck. Ein normaler Blutdruck ist die wohl wichtigste Grundlage für ein gesundes, langes Leben.

Kennen Sie Ihren Blutdruck?

Besonders häufig messen Hypertoniker ihren Blutdruck nicht, weil sie sich auf ihre Medikamente verlassen. Das ist ein lebensgefährlicher Fehler. Regelmäßig messe ich bei Hypertonikern unter Behandlung Werte von 160/100 mmHg oder sogar noch höher. Was zählt, ist nicht der Wert beim Arzt, sondern welche Werte täglich auftreten. Die Medikation funktioniert nur, wenn der Blutdruck meistens unter 140/85 mmHg liegt.

Nur wer seinen Blutdruck kennt, kann erhöhten Werten rechtzeitig gegensteuern. Viele haben auch Bluthochdruck, ohne es zu wissen. Daher ist einer der allerwichtigsten Ratschläge dieses Buches:

Messen Sie Ihren Blutdruck regelmäßig zu Hause!

Tab. 8: Einordnung des Blutdrucks (nach: WHO, Deutsche Hochdruckliga e.V.)

Einteilung	Oberer Wert ("systolischer Wert") gemessen in mmHg	Unterer Wert ("diastolischer Wert") gemessen in mmHg
Optimal	unter 120	unter 80
Normal	unter 130	unter 85
Erhöht	130 bis 139	85 bis 89
Bluthochdruck	ab 140	ab 90

Behandlung von Bluthochdruck

Die Hauptursachen von Bluthochdruck sind Bewegungsmangel, ungesunde Ernährung, Übergewicht (vor allem erhöhtes Bauch- und Leberfett) und Stress. Daher lässt sich ein erhöhter Blutdruck durch eine gesunde Ernährung und Lebensweise normalerweise sehr gut beeinflussen. Vor allem bei Werten bis 139/89 mmHg ist eine Umstellung der Ernährungs- und Lebensweise sehr wirksam und die erste Empfehlung der Ärztegremien. Hier ist eine konsequente Ernährungsumstellung sogar wirkungsvoller als Medikamente.

Bei Bluthochdruck (ab 140/90 mmHg) sollte zusätzlich immer ein Arzt oder Heilpraktiker zu Rate gezogen werden. Auch wenn der Bluthochdruck normalerweise nicht mit Beschwerden verbunden ist, ist er als Erkrankung ernst zu nehmen. Wenn bereits ein kardiovaskuläres Ereignis vorlag sowie bei Personen ab 80 Jahren ist es wichtig, blutdrucksenkende Medikamente mit Bedacht einzusetzen. In diesen Fällen sollte der Blutdruck nicht zu niedrig eingestellt werden. Verordnete Medikamente dürfen nur in Absprache mit dem Arzt reduziert oder abgesetzt werden.

Die besten Lebensstil-Maßnahmen gegen Bluthochdruck und Metabolisches Syndrom

Gewicht, Bauchfett und Blutdruck reduzieren gelingt nur durch richtiges Essen und Training!

➢ **Gesunde Ernährung**

- Fokus auf vollwertige, pflanzliche Lebensmittel (Gemüse, Kräuter, Pilze, Obst, Nüsse), die reichlich basenbildendes Kalium, Magnesium und Calcium sowie wenig Salz liefern

- Pflanzliches Protein (Nüsse, Hülsenfrüchte): besonders reich an Kalium und Arginin, aus dem blutdrucksenkendes Stickstoffmonoxid (NO) gebildet wird

- Wissenschaftlich erprobte Ernährungsweise bei Bluthochdruck: DASH-Diät. (In der Mineralstoffzusammensetzung identisch, aber noch gesünder: Dr. Jacobs Ernährungsplan)

- Morgens nach dem Aufstehen den Kreislauf mit 0,5 l Wasser auffüllen, die nachts verloren gehen

- Tipp: Dr. Jacobs Ernährungsplan + Rezeptbuch „Simply Eat"

- Unterstützung durch kaliumreiche Citrat-Basenmittel, ggf. Arginin und Granatapfel-Polyphenole. Alle drei helfen nachweislich, den Blutdruck zu normalisieren.

- ➤ **Kochsalzkonsum stark reduzieren** maximal 5 g Salz pro Tag
- ➤ **Alkoholgenuss reduzieren**
- ➤ **Nikotinverzicht**
- ➤ **Regelmäßige Bewegung und das richtige körperliche Training**
- ➤ **Ausreichend guter Schlaf** (s. nächster Abschnitt). Die häufig unerkannte Schlafapnoe erhöht stark den Blutdruck, das Schlaganfall- und Demenzrisiko.
- ➤ **Stressreduktion**
  - Entspannungs- und Erholungspausen im Alltag
  - Magnesium und Melisse lindern Stresssymptome
  - Adaptogene (Ashwagandha, Rhodiola, Reishi) helfen, mit Stress besser umzugehen

Praxistipps zur Salzreduktion:

- Reduzieren oder vermeiden Sie verarbeitete Lebensmittel und kochen/backen Sie selbst. So wissen Sie, was drin ist.
- Achten Sie auf den Salz-/Natriumgehalt in der Nährwerttabelle und Zutatenliste von Lebensmitteln.
- Würzen Sie Ihre Speisen mit frischen und getrockneten Kräutern. Vorsicht bei Würzmischungen, diese enthalten in vielen Fällen Salz.
- Verwenden Sie einen natriumreduzierten, kalium-angereicherten Salzersatz

- Bevorzugen Sie natriumarmes Mineralwasser.

- Kommen Sie regelmäßig ins Schwitzen! Körperliche Aktivität und Sauna fördern die Salzausscheidung über die Haut.

- Salzen Sie nicht beim Kochen, sondern nur am Tisch. Sie brauchen deutlich weniger Salz für den gleichen Geschmack.

Sport als wichtiger Therapiebestandteil bei Bluthochdruck

Regelmäßige sportliche Aktivitäten senken auf Dauer den Blutdruck. Während des Trainings steigt er jedoch zunächst an: Vor allem beim Krafttraining kann es zu hohen Blutdruckspitzen kommen. Ein gut eingestellter Ruheblutdruck ist hier unbedingt notwendig. Auch bei normalem Ruheblutdruck kann es unter Belastung zu Bluthochdruck kommen. Es ist daher sinnvoll, den Blutdruck auch während des Trainings zu überprüfen. Besonders Menschen mit Bluthochdruck sollten neben dem Sport auch ihre Ernährungsweise ändern, um wirklich vom Sport dauerhaft zu profitieren.

Erholsamer Schlaf stärkt das Immunsystem

Neben einer vollwertigen Ernährung können Sie Ihr Immunsystem durch regelmäßige Bewegung und – ebenso zentral wie oft vernachlässigt – ausreichend guten Schlaf unterstützen.

Der Schlaf ist wohl die wichtigste Grundlage für ein schlagkräftiges Immunsystem. Dabei ist zum einen das Schlafhormon Melatonin von Bedeutung, zum anderen aber vor allem die Absenkung des immunsuppressiven Stresshormons Cortisol. Melatonin wirkt übrigens auch leicht blutverdünnend, was bei COVID-19 eine sehr nützliche Nebenwirkung ist, da die meisten Todesfälle auf kleine Blutgerinnsel zurückzuführen sind. Auch hat Melatonin eine Wirkung gegen bakterielle und virale Infektionen, Sepsis und akutes Atemwegssyndrom (Srinivasan *et al.*, 2012).

„Schlafhygiene" ist wichtig. Mit diesen Tipps schläft es sich besser:

- Schlafen Sie bei frischer und kühler Luft. 18 °C bis max. 20 °C sind optimal.

- Schlafen Sie so dunkel wie möglich. Die höchste Menge an Melatonin wird in einem völlig abgedunkelten Raum in der Nacht produziert.

- Vermeiden Sie mind. 1 Stunde vor dem Schlafengehen künstliches Licht/Blaulicht aus Handy, Notebook und Tablet. Das Licht wirkt anregend und macht wach. Spezielle Blaulichtfilter können hier hilfreich sein.

- Essen Sie nach 18 Uhr besser nichts mehr. Der Körper ist sonst zu sehr mit der Verdauung belastet. Das nehmen wir im Schlaf unterbewusst wahr und schlafen unruhiger.

- Feste Zubettgeh- und Aufstehzeiten unterstützen einen ausgeglichenen Schlaf.

- Den Schlaf bei Bedarf mit Magnesium, Melatonin, Melisse, Baldrian, Hopfen und Passionsblume unterstützen.

- Beim Einschlafen und Tiefenentspannen hilft die CD „Simply Love" meiner Frau Suzanne Jacob oder andere Entspannungsmusik

Halten Sie Ihre Schleimhäute warm!

Simpel, ganz wichtig, aber oft vernachlässigt: **Hals, Kopf und Füße müssen auch in der Übergangszeit zwischen den Jahreszeiten warmgehalten werden.** Eine Unterkühlung der Schleimhäute – da reicht schon ein Luftzug, wenn man verschwitzt ist oder feucht-kalte Luft – führt zu einer reduzierten Durchblutung der Schleimhäute und ermöglicht es Viren und Bakterien, in diese einzudringen. Unterkühlungen sind häufige Auslöser von Erkältungen. Dabei sind vor allem die Temperaturunterschiede entscheidend, wenn wir z. B. von 22 °C im Haus nach draußen gehen, wo es 0 bis 10 °C hat. Daher fangen sich so viele in der Übergangzeit bei Temperaturstürzen einen Virusinfekt ein.

Ein Schal über Nase und Mund oder eine OP-Maske – am besten ein wenig mit antiviralen ätherischen Ölen beträufelt – schafft ein Mikroklima, in dem die Atemwege warm und feucht gehalten werden. Auch Wechselgüsse nach Pfarrer Kneipp, heiß-kalte Wechselduschen und Nasenbäder mit Salzwasser härten daher ab und stärken die Abwehrkräfte.

Kneipps fünf Säulen des Wohlergehens

Mit einem wohldurchdachten, naturheilkundlichen System heilte Pfarrer Sebastian Kneipp (1821–1897) damals schon die Krankheiten seiner Zeit, nachdem er damit selbst eine lebensbedrohliche Erkrankung überstanden hatte: eine schwere Tuberkulose, die zu Kneipps Zeit als unheilbar galt. Mit eiskalten Bädern in der Donau kurierte sich der damals 28-jährige Sebastian Kneipp selbst. Viele Menschen denken bei „Kneipp" erst einmal an Wasserkuren mit Güssen und Wassertreten. Doch das Gesundheitskonzept von Pfarrer Kneipp beinhaltet sehr viel mehr als das bloße Wassertreten.

Insgesamt beruht es auf fünf Säulen:

- die Heilkraft des **Wassers**
- die positive Wirkung von **Bewegung**
- eine gesunde **Ernährung**
- die Heilkraft der **Kräuter**
- die **Ausgeglichenheit** der Seele (Ordnungstherapie)

Das Zusammenwirken der fünf Komponenten, verabreicht durch angepasste Reize, steigert die unspezifische Abwehr (Abhärtung) und stabilisiert das Hormonsystem sowie das vegetative Nervensystem. Durch gezielte Wasserreize soll unter anderem der Körper zu einer positiven, heilungsfördernden Gegenreaktion angeregt werden.

Da zur Bekämpfung der meisten viralen Erreger keine Medikamente zur Verfügung stehen, ist eine starke Körperabwehr wichtig, um Infektionen im Nasen- und Rachenraum zu verhindern. Das Positive an den Kneipp-Güssen ist deren durchblutungssteigernde Wirkung. Zuerst ziehen sich die Blutgefäße durch das kalte Wasser zusammen, dann weiten sie sich stark viel mehr Blut strömt hindurch. Je besser Nase, Rachen und Mundschleimhaut durchblutet sind, desto mehr Antikörper (sIgA) und Immunzellen werden dort gebildet.

Ein Klassiker zur Stärkung des Immunsystems sind Kneipps warm-kalte Wechselduschen von Armen und Beinen.

10.8 Grippe und Erkältung

Eine echte Grippe ist eine schwerwiegende Erkrankung. Man geht jährlich von etwa 500.000 Toten aus. Bei der Spanischen Grippe, die höchstwahrscheinlich in der USA ihren Ursprung nahm, kamen 20–100 Millionen Menschen von 1918 bis 1920 ums Leben – ein dramatisch hoher Teil der damaligen Weltbevölkerung und wesentlich mehr als im gesamten 1. Weltkrieg.

Auch die Grippe kann nicht selten zu ernsthaften Komplikationen führen. Das Gefährliche an der echten Grippe sind u. a. die bakterielle Sekundärinfektion, die häufig auf eine Grippeerkrankung folgt. In den geschwächten Organismus können Bakterien leichter eindringen und zu weiteren Krankheiten führen, wie Gehirnentzündungen (Enzephalitiden), Entzündungen der Skelettmuskulatur (Myositis) sowie Herzmuskelentzündungen (Myokarditiden). Diese Komplikationen befallen vermehrt Menschen mit schwerwiegenden Grunderkrankungen wie chronischen Herz-Lungen-Erkrankungen, Diabetes oder Immundefekten und Personen, die sich während und nach der Erkrankung überfordern und sich keine Ruhe gönnen.

Bei Erwachsenen mit intaktem Immunsystem kann auch die Grippe einen Zytokinsturm auslösen. Diese gefährliche Überreaktion des Immunsystems kann schwerwiegend bis tödlich verlaufen. Wie bei COVID geht es auch bei einer Grippeinfektion daher in erster Linie nicht um eine Immunstärkung, sondern um Immunmodulation und Virenbekämpfung.

Sinnvoll sind Substanzen, die einerseits eine antivirale, antibakterielle Wirkung haben und andererseits immunmodulierend wirken, d. h. sie stärken das geschwächte Immunsystem und verhindern gleichzeitig eine überschießende Entzündungsreaktion. Solche Stoffe sind z. B. Polyphenole, Zink, Vitamin D und Selen.

Ebenso wie bei SARS-CoV-2 sind in die Schleimhautzellen von Mund und Nase die Eintrittspforte der Viren, die z. B. ein hustender Zeitgenosse in feinsten Tröpfchen verstreut. Dort vermehren sie sich mit hoher Geschwindigkeit und die

Folgen zeigen sich innerhalb weniger Tage – als grippaler Infekt oder echte Grippe (Influenza). Der lymphatische Rachenring („Mandeln") dient als erste zentrale Abwehrbarriere gegenüber der Invasion von Viren und Bakterien aus der Mund- und Nasenhöhle. Hier gilt es anzusetzen.

Daneben sind selbstverständlich auch die inzwischen allseits bekannten Schutzmaßnahmen wie Abstand halten, Hände waschen und Masken wirksam zur Vorbeugung von Grippe und anderen Atemwegserkrankungen. Das zeigt sich auch daran, dass während der Corona-Pandemie Grippe, Erkältungen und andere Atemwegs- und Infektionserkrankungen wie beispielsweise Magen-Darm-Infektionen deutlich seltener waren als sonst.

Bei allen Atemwegsinfekten spielt die Schleimhautimmunität, allen voran das sekretorische IgA, eine zentrale Rolle. Diese beruht insbesondere auf einer gesunden Darmflora.

Die Maßnahmen und Mittel gegen COVID-19 (vgl. Kapitel 8 bis 11) sind auch wirkungsvoll bei der echten Grippe oder anderen Infekten.

11. Was tun bei COVID-19, Long Covid und Impfreaktionen?

11.1 Verhaltensmaßnahmen bei COVID-19

Bei einer bestehenden COVID-19-Infektion muss unbedingt darauf geachtet werden, möglichst niemanden anzustecken. Auch wenn die Personen im eigenen Haushalt kein hohes Risiko für einen schweren Krankheitsverlauf haben oder geimpft sind, so können sie dennoch erkranken oder das Virus an Risikopersonen weitertragen. Eine hohe Virusmenge bei der Infektion kann auch gesunde Personen ohne Risikofaktoren schwer bis tödlich erkranken lassen. Daher sind Masken so wichtig.

Häusliche Quarantäne

Sofern die Symptome nicht im Krankenhaus behandelt werden müssen, ist es das Beste, sich zu Hause in Quarantäne auszukurieren. Dabei sollte man sich so weit wie möglich von Mitbewohnern und auch von Haustieren fernhalten. Wichtige Maßnahmen sind:

- Die kranke Person bleibt möglichst in einem „Krankenzimmer", das von anderen Personen nicht betreten wird und nutzt falls möglich auch ein separates Badezimmer.

- Haushaltsgegenstände wie Geschirr und Besteck, Handtücher und Bettwäsche werden nicht geteilt.

- Gegenstände, die häufig angefasst werden, wie Telefon, Türklinke und Badarmaturen werden regelmäßig desinfiziert, im Krankenzimmer und -

bad von der kranken Person selbst, im restlichen Haus von jemand anderem.

- Alle Räume, in denen sich die kranke Person aufhält, werden mehrmals täglich gründlich gelüftet.

- Alle Bewohner waschen sich oft die Hände.

- Ungeimpfte Personen mit Risikofaktoren sollten am besten woanders untergebracht werden. Falls dies nicht möglich ist, sollten sie ständig eine FFP2-Maske tragen. Geimpfte oder Personen, die nicht zur Risikogruppe gehören, sollten zumindest beim Aufenthalt im Zimmer des Infizierten eine FFP2-Maske tragen.

- Wenn die kranke Person mit anderen Menschen im gleichen Raum sein muss, trägt sie eine FFP2-Maske, um die Mitmenschen zu schützen.

Beim Husten oder Niesen werden Mund und Nase mit einem Einmaltaschentuch bedeckt, das nach der Nutzung in einem geschlossenen Mülleimer mit Mülltüte entsorgt wird. Anschließend werden sofort die Hände desinfiziert.

Sauerstoffmangel rechtzeitig erkennen

Patienten mit COVID-19 können Sauerstoffwerte im Blut aufweisen, die mit einem Leben ohne Atemnot eigentlich nicht vereinbar sind (Tobin *et al.*, 2020). Dieses Phänomen wird auch **stille Hypoxie** genannt und ist **einer der größten Gefahren bei der Erkrankung**: Die Patienten sind bereits viel kränker als es ihnen bewusst ist, da keine Atemnot vorhanden ist. Die stille Hypoxie erklärt zum Teil die plötzliche, rapide Verschlechterung des Gesundheitszustands der Patienten. Ein stiller Sauerstoffmangel ohne

Atemnot kündigt eine starke Verschlechterung an. Bei einer symptomatischen COVID-19-Erkrankung ist es daher zentral, regelmäßig die Sauerstoffsättigung zu messen und bei Bedarf frühzeitig Sauerstoff zuzuführen. Entsprechende Pulsoxymeter auch für zu Hause (z. B. von Beurer) gibt es bereits für ca. 40 €. Sinkt die Sauerstoffsättigung im Blut bei wiederholter Messung unter 94 %, ist es Zeit für eine Krankenhauseinweisung.

Alternativ ist die Atemfrequenz ein wesentlicher Marker. Die Überwachung der Atemzüge pro Minute ist auch ohne Gerät möglich. Normalerweise atmet man 12- bis 16–mal pro Minute ein und aus. Wenn dies auf 22–24 Ein- und Ausatmungen pro Minute ansteigt, benötigen Sie dringend Sauerstoff.

Sollte dies auftreten, ist es ebenfalls Zeit fürs Krankenhaus, da sich die (stille) Atemnot sehr schnell verschlechtern und lebensbedrohlich werden kann.

11.2 Behandlungsempfehlung bei COVID-19

Folgende Empfehlungen sind vor allem für Ungeimpfte und vom alpha-Virus Genesene wichtig. Infektionen bei Geimpften kommen vor, sind aber deutlich milder. Für Geimpfte sind die niedrigeren präventiven Dosierungen daher ausreichend und verbessern auch die Impfwirkung.

Alle zuvor ausführlich beschriebenen Maßnahmen zur Optimierung des Immunsystems sollten bei einer Infektion ergriffen werden, nur deutlich höher dosiert. Die frühe Krankheitsphase ist entscheidend. Bei den ersten milden Symptomen sollte gehandelt werden, da sich der Gesundheitszustand schnell verschlechtern kann.

Trinken Sie viel Ingwertee oder Wasser, mindestens zwei Liter pro Tag, um den Blutfluss zu unterstützen. Blutgerinnsel sind die Haupttodesursache bei COVID-19.

Die Vitamine D, K2, A, E und C sowie die Spurenelemente Selen und Zink werden während der Infektion vermehrt verbraucht und sind schnell aufgebraucht. Daher sollten die Speicher zügig aufgefüllt werden, um eine normale Immunfunktion zu gewährleisten und Long Covid vorzubeugen. Die vier fettlöslichen Vitamine A, D3, E und K2 können kombiniert eingenommen werden. Dazu ist ein isotoner Basentrink mit Kalium, Magnesium und moderat dosiertem Calcium sehr wichtig.

Vitamin D und K

Wenn Sie bisher weniger als 2000 I.E. Vitamin D pro Tag eingenommen haben (und daher höchstwahrscheinlich nicht ausreichend mit Vitamin D versorgt sind), wenden Sie dieses **Einnahmeschema** an:

- 3 Tage lang täglich 1000 µg (40.000 I.E.) Vitamin D und 1000 µg Vitamin K2, dann

- 10 Tage lang täglich 500 µg (20.000 I.E.) Vitamin D3 und 500 µg Vitamin K2, anschließend

- 1 Monat lang täglich 250 µg (10.000 I.E.) Vitamin D3 und 250 µg Vitamin K2.

Wenn Sie vor der Infektion mehr als 2000 I.E. Vitamin D pro Tag eingenommen haben, reduzieren Sie die Mengen des Einnahmeschemas auf die Hälfte.

Wenn Sie bisher kein Vitamin D eingenommen haben, versuchen Sie Calcifediol, die schneller bioverfügbare Form von Vitamin D, zu bekommen. Nehmen Sie hiervon 500 µg an Tag 1 und 250 µg an Tag 3, 7, 15 und 30.

Kontrollieren Sie nach der Hochdosis-Phase Ihren Vitamin-D-Blutwert und nehmen Sie Ihre dauerhafte tägliche Dosis, in der Regel 100 µg (4000 I.E.) Vitamin D3 und 100 µg Vitamin K2. Bei Risikofaktoren ist die die doppelte Menge Vitamin K2 empfehlenswert.

Vitamin A

Präventiv sind täglich 30 internationale Einheiten (I.E.) Retinol pro kg Körpergewicht sinnvoll (entspricht 9 µg Retinol-Äquivalente (RE) pro kg KG), während der Erkrankung 100 I.E. (30 µg RE) pro Tag und kg Körpergewicht. Der Bedarf steigt bei einer Infektion stark an.

Bei einem schweren Krankheitsverlauf empfehlen Gröber und Holick (2021) am Tag der Krankenhauseinweisung eine Bolusgabe von 50.000 bis 200.000 I.E. Vitamin A, gefolgt von täglich 10.000 I.E. für einen Monat und anschließend 5000 I.E. täglich.

Vitamin E

Präventiv sind 20 mg Vitamin E (Tocopherol-Äquivalente) pro Tag als natürliche alpha-, beta-, delta- und vor allem gamma-Tocopherole empfehlenswert, am besten in Form von 60 mg Tocopherolen.

Bei einer akuten Infektion sind ca. 100–200 mg α-TE pro Tag sinnvoll. Vitamin E wirkt einer unerwünschten Blutgerinnung entgegen.

Basisches Kalium, Magnesium und Calcium gegen die COVID-19-induzierten Defizite und Azidose

COVID-19 bringt die Elektrolytbalance stark aus dem Gleichgewicht und verursacht eine Azidose – Hauptursache für eine schwere Erkrankung und Tod. Die Entsäuerung mit einem Citrat-Basenpulver normalisiert auch den Blutfluss und ist daher eine essenzielle Ergänzung zu den Vitaminen und Spurenelementen. Basische Mineralstoffe wie Kaliumcitrat beeinflussen die Ladung der roten Blutkörperchen und verbessern damit die Durchblutung. Dies ist vor allem für die Mikrozirkulation, die Durchblutung der kleinsten Blutgefäße, entscheidend. Zur Förderung der Durchblutung ist es daher wichtig viel zu trinken und basische Mineralstoffe aufzunehmen (z. B. mit einem isotonischen Citrat-Basenpulver, s. u.). Weitere Informationen unter:

https://vitamind.science

Essen Sie außerdem viel Gemüsesuppe (mit wenig Salz) mit leicht verdaulichen, gut gekochten Mungbohnen, Mungbohnensprossen oder roten Linsen und/oder Bananen oder andere Obst- und Gemüsesorten, die viel Kalium enthalten. Diese liefern wichtige Mineralien und pflanzliches Protein. Wenn Sie keine Mineralstoffe als Nahrungsergänzungsmittel einnehmen, ist die Aufnahme über die Nahrung unbedingt nötig.

Weitere wichtige Vitalstoffe und Maßnahmen bei einer Infektion:

- Vitamin C: ca. 500 mg 3x täglich
- Quercetin: ca. 250 mg 2x täglich (beste Aufnahme in Form von Quercetin-Phospholipid)
- Zink: 50 mg pro Tag

- Selen: 500 μg pro Tag

- Melatonin: ca. 5 mg vor dem Schlafengehen (bewirkt Schläfrigkeit)

- Probiotika: Besonders Bacillus subtilis und andere Bakterien stärken das Immunsystem und sind auch wichtig für die Wirksamkeit der Impfung.

- Inhalieren Sie 3x täglich ätherische Ölen wie Eukalyptus, Minze oder Cajeput, um einer Lungenentzündung vorzubeugen. Die Öle mit heißem Wasser verdampfen lassen und tief einatmen! Dieser Klassiker der Naturheilkunde wirkt antiviral und verbessert stark die Durchblutung der Schleimhäute und damit das lokale Immunsystem.

11.3 Medikamente gegen COVID-19 und Impfnebenwirkungen

COVID-19 ist vor allem wegen des Zytokin- und Bradykininsturms gefährlich, welcher Thrombosen und Organversagen auslöst. Mastzellen und das von ihnen freigesetzte Histamin spielen dabei eine wesentliche Rolle.

Grundsätzlich ist das Virus das kleinere Problem und nur der Auslöser für die gefährlichen körperlichen Immun- und Entzündungsreaktionen. Deshalb reagieren die Menschen so unterschiedlich und deshalb kann KEIN Virostatikum die Sterblichkeit reduzieren – selbst die teuersten Medikamente wie Remdesivir haben in diesem Zusammenhang enttäuscht. Eine Studie hat gezeigt, dass das berühmt-berüchtigte Hydroxychloroquin die Sterblichkeit erhöht, während die Antihistaminika Formatidin und Cetirizin sie deutlich senken.

Antivirale Medikamente (Virostatika) werden in ihrer Wirkung insgesamt überschätzt, denn schwere und tödliche Verläufe werden nicht durch das Virus selbst, sondern durch die überschießende Immunreaktion, vor allem durch die Mastzellen, verursacht. Die WHO spricht sich sogar gegen die Verwendung des einzigen in den USA und der EU zugelassenen Virostatikums Remdesivir aus. Vielversprechend sind die neuen antiviralen Medikamente, die bei früher Anwendung in den Zulassungsstudien sehr gut wirken. **Merke: Die frühe Anwendung gleich nach der Infektion ist entscheidend für die Wirkung.**

Ivermectin hemmt die Virusvermehrung und kann so das Risiko eines tödlichen Krankheitsverlaufs senken – aber **nur, wenn es im frühen Krankheitsstadium** eingenommen wird. Konkret ergab eine Metaanalyse von 15 Studien eine Reduktion des Sterberisikos um 62 % (Bryant *et al.*, 2021).

Dosierung: 0,2 mg pro kg Körpergewicht einmal täglich, mindestens zwei bis maximal fünf Tage (nicht überdosieren!)

Aspirin (ASS) beugt Blutgerinnseln vor. Dosierung: 100-500 mg pro Tag (wenn nicht kontraindiziert! – Bei Kontraindikationen ist Nattokinase eine natürliche Alternative.)

Dexamethason (Cortisol) wirkt in der späten Krankheitsphase von COVID-19 relativ am besten, obwohl es die Immunreaktion gegen das Virus völlig abstumpft. Es schaltet Mastzellen und Entzündungen aus. Nehmen Sie es nur auf ärztliche Anweisung und in einem späteren Stadium ein, denn es blockiert Ihr gesamtes Immunsystem und hat daher starke Nebenwirkungen.

Bakterielle Sekundärinfektionen sind bei einer COVID-Lungenentzündung häufig und erfordern eine möglichst gezielte Antibiose (z. B. Azitromycin) in ärztlicher Absprache.

Monoklonale Antikörper

Diese derzeit wirkungsvollsten Medikamente gegen COVID-19 sind in den USA und anderen Ländern längst zugelassen. Auch wenn ich gerne behaupten würde, dass es die vielen Vitalstoffe waren, die man Trump vor seiner nahezu wundersamen Genesung verabreichte, dürfte wohl REGEN-COV das entscheidende Mittel gewesen sein. Verschiedenste Hersteller haben wirksame Medikamente mit monoklonalen Antikörpern entwickelt. Sotrovimab von GlaxoSmithKline neutralisiert beispielsweise alle bekannten SARS-CoV-2-Stämme, einschließlich neu entstandener Mutanten.

Interessant sind auch die lang wirkenden Antikörper AZD7442 von AstraZeneca, die präventiv eingesetzt werden und Impfungen bei besonderen Risikogruppen ersetzen könnten. Die PROVENT-Studie (Phase III) ergab bei Anwendung des Medikaments im Gegensatz zum Placebo ein um 77 % reduziertes Risiko für symptomatisches COVID-19. An der Studie nahmen mehr als 5000 Personen teil, die zu mehr als drei Vierteln Vorerkrankungen aufwiesen (Kemp, 2021).

Die frühe Gabe von monoklonalen Antikörpern ist sehr wirksam und sehr teuer, aber vor allem eines: in Europa nicht zugelassen. Aufgrund der epidemischen Lage dürfen jedoch im Rahmen einer Ausnahmeregelung bestimmte Medikamente mit monoklonalen Antikörpern auf Verantwortung des Arztes verabreicht werden. Dies betrifft Bamlanivimab/Etesevimab von Eli Lilly und Casirivimab/Imdevimab von Roche und Regeneron. Die Gabe ist möglich bei Patienten im frühen Krankheitsstadium, die Risikofaktoren für einen schweren Krankheitsverlauf haben. Die Behandlung soll innerhalb von drei Tagen nach dem positiven SARS-CoV-2-Test und zehn Tagen nach Beginn der Symptome erfolgen (Paul-Ehrlich-Institut, 2021a).

Leider nutzen die meisten Ärzte und Krankenhäuser diese Behandlungsmöglichkeit nicht – eventuell auch, weil der Zeitpunkt der möglichen Behandlung in den meisten Fällen verpasst wurde. Wer als Patient von den monoklonalen Antikörpern profitieren möchte, sollte sich nach dem positiven Test schnellstmöglich um die Behandlung kümmern. Doch auch dann wird vermutlich in den meisten Fällen die mühsame Diskussion mit Krankenkasse, Krankenhaus und Ärzten die Gabe des Medikaments leider so lange verzögern, dass es nicht mehr viel nützt.

11.4 Vitalstoffe und Medikamente gegen die Mastzellreaktion bei (Long) COVID und Impfung

Schwere COVID-19-Krankheitsverläufe, Long Covid und Impfreaktionen beruhen vor allem auf einer Überreaktion der Mastzellen. Der Fokus sollte daher darin liegen, diese zu stabilisieren (Raymond *et al.*, 2020). Sowohl bei COVID-19 und Long Covid als auch gegen Impfreaktionen sind in diesem Zusammenhang **Vitamin D3, Vitamin K2, Quercetin, OPC und Vitamin C** sinnvoll, da sie alle Mastzellstabilisierende Effekte haben und somit anti-histamin wirken. Auch antientzündliche Pflanzenstoffe wie **Boswellia** und **Curcumin** sind empfehlenswert, weil sie die von Mastzellen angestoßene Entzündungskaskade hemmen. Unterstützend wirken auch MSM, Katzenkralle und OPC.

Eine isotone Basenkur mit 2 l Wasser und basischen Mineralstoffen unterstützt diese Wirkung sehr gut, da sie die Durchblutung fördert sowie die COVID-bedingten Mineralstoffdefizite und Übersäuerung ausgleicht. Trinken Sie morgens nach dem Aufstehen ca. 500 ml, 300-500 ml vor dem Schlafengehen und den Rest im Lauf des Tages. Sinnvoll sind pro Tag etwa 1500 mg Kalium, 375 mg Magnesium und 550 mg Calcium als Citrat oder Laktat. Diese Trinkkur ist auch empfehlenswert vor einer Impfung und bei Long Covid.

Wasser ist ein natürliches Antihistaminikum: Trinken Sie regelmäßig über den Tag verteilt (bei COVID-19 vor und nach der Impfung). Es ist die Basis der Therapie, reicht aber allein nicht aus.

Mastzellreaktionen zu kontrollieren, ist sehr schwierig. Neben den genannten Vitalstoffen verspricht der zusätzliche Einsatz von Antihistaminika bei COVID-19 und Long Covid Linderung. Antihistaminika (H1-Rezeptor-Antagonisten) wie Cetirizin oder Desloratadin sind vielversprechende Therapeutika gegen COVID-19, die bisher kaum Beachtung finden (Hou et al., 2021; Qu et al., 2021).

Bei **Desloratadin** (alternativ: Cetirizin) und **Famotidin** handelt es sich um Histaminrezeptorblocker. Diese Medikamente blockieren unterschiedliche Histaminrezeptoren und müssen kombiniert werden. Sie sind rezeptfrei erhältlich, sehr hilfreich und ohne wirkliche Nebenwirkungen (außer ggf. Müdigkeit). Desloratadin stabilisiert zusätzlich Mastzellen, die nicht nur Histamin, sondern auch andere Entzündungsstoffe ausschütten.

Die Kombination ist eine sichere, wirksame Methode, um das Fortschreiten der Symptomschwere und den Krankheitsverlauf abzumildern, vermutlich durch Minimierung des histaminvermittelten Zytokinsturms (Hogan *et al.*, 2020). Desloratadin bindet zudem an den ACE2-Rezeptor, blockiert damit die Interaktion des Spike-Proteins mit ACE2 und kann so das Eindringen des Virus in die Zelle verhindern (Hou et al., 2021).

Bei Cinnarizin handelt es sich um einen Calciumkanalblocker und ein altes Antihistaminikum mit breitem Wirkspektrum.

Die verringerte Calcium-Konzentration in der Zelle führt u. a. zur Stabilisierung der Mastzellen und einer verringerten Histaminausschüttung. Cinnarizin ist der einzige Wirkstoff gegen H1-, H2- und H4-Rezeptoren. Damit kann er auch im Gehirn wirken und lindert Übelkeit und Tinnitus.

Auch vor der zweiten Impfung mit einem mRNA-Impfstoff sind Desloratadin/ Cetirizin, Famotidin und Cinnarizin sinnvoll, weil sie die Impfreaktion abmildern. Meistens sollten Desloratadin und Famotidin ausreichen.

Die Dosierungen:

Famotidin: 20–40 mg täglich bei COVID-19 oder 3 Stunden vor der Impfung. Wirkt den gastrointestinalen Nebenwirkungen entgegen, die schwerwiegend sein können (Malone *et al.*, 2021).

Desloratadin: 5 mg 3 Stunden vor der Impfung, täglich bei COVID-19. Sehr gut verträglich, hemmt H1-Rezeptor, stabilisiert Mastzellen.

Cetirizin: Alternative zu Desloratadin; 10 mg 1 Stunde vor der Impfung, täglich bei COVID-19.

Cinnarizin: 25–50 mg gegen Übelkeit und Mastzellreaktionen im zentralen Nervensystem. Täglich bei COVID-19 und 2 Stunden vor der Impfung. In vielen Ländern ist es frei erhältlich, in Deutschland heute nur noch in der Kombination Cinnarizin mit Dimenhydrinat. Das ist für die kurzfristige Einnahme bei COVID-19 oder einer Impfung sinnvoll, aber nicht geeignet für eine dauerhafte Einnahme. Es ist besonders wirkungsvoll und wichtig bei Übelkeit bei COVID oder der Impfung.

Was ist bei Impfungen noch zu beachten?

Lassen Sie sich nicht bei Fieber über 38 °C oder bei objektiven Krankheitssymptomen impfen. Auch kurz vor einer längeren Reise sollten Sie von einer Impfung absehen. Schonen Sie sich am Tag der Impfung und solange Sie Impfnebenwirkungen haben.

Nach der Impfung sollten Sie zudem für mindestens drei Tage auf Alkohol und Leistungssport verzichten, um das Risiko einer Herzmuskelentzündung zu minimieren.

Fast niemand reagiert auf die erste Impfung mit einem mRNA-Impfstoff, dies geschieht erst nach der zweiten Impfung. Die Nebenwirkungen können stark reduziert werden, wenn Sie sich darauf vorbereiten. Gegen Impfreaktionen sind die beschriebenen Maßnahmen einige Tage vor und nach der zweiten Impfung sinnvoll bzw. solange die Beschwerden anhalten. Männer reagieren generell heftiger, was auch schon von COVID-19 bekannt ist.

Versuchen Sie, entzündungshemmende Schmerzmittel wie Ibuprofen zu vermeiden, da diese die Wirkung des Impfstoffs verringern. Antihistaminika tun dies nicht, sie können nur müde machen.

Wenn Sie älter als 50 sind oder zu Thrombosen neigen, können Sie nach der zweiten mRNA-Impfung drei Wochen lang täglich zu den Mahlzeiten 75–100 mg **Aspirin** (ASS) einnehmen. Natürliche Alternativen sind Nattokinase (2000 FU am Tag) oder das Tomatenextrakt WSTC 2. Diese Mittel wirken der Bildung von Blutgerinnseln entgegen. (AstraZeneca verursacht deutlich mehr Thrombosen als mRNA-Impfstoffe.)

Eine mRNA-Impfung ist eine relativ sanfte, kontrollierte Art der Infektion. Der Impfstoff funktioniert im Grunde

wie das echte Virus, das ebenfalls auf RNA basiert. Die Nebenwirkungen werden durch das Spike-Protein verursacht und entsprechen alle in abgemilderter Form denen einer echten COVID-Erkrankung. Menschen, die auf diese geringe Menge an Spike-Protein mit wirklich starken Nebenwirkungen reagieren – und das ist bei etwa 0,1 % der mRNA-Geimpften der Fall –, haben einen Trost: Eine Erkrankung mit dem echten Virus wäre noch viel, viel heftiger oder tödlich gewesen. Das Spike-Protein wird nach der Impfung allmählich wieder abgebaut; das kann etwa drei Wochen dauern.

Die Impfentscheidung muss jeder aufgrund seines persönlichen Risikoprofils und Risiko-Nutzen-Verhältnisses selbst treffen.

11.5 Zusammenfassung: Komplementäre Therapie akuter COVID-19-Erkrankung von Ungeimpften

Bei einer akuten COVID-19-Erkrankung sind zusammenfassend folgende Behandlungsmaßnahmen sinnvoll:

- **Sauerstoffwerte kontrollieren:** mit Pulsoxymeter oder Überwachung der Atemzüge pro Minute (s. Kapitel 11.1)

- **Wasser oder Ingwertee:** mind. 2 Liter pro Tag, am besten als **isotone Basentrinkkur**: 2 Liter Wasser mit den basenbildenden, organischen Mineralstoffen Kalium (1500 mg), Magnesium (375 mg) und Calcium (550 mg) als Citrat oder Laktat über den Tag verteilt trinken.

- **Vitamin D3 und K2:** bei Vitamin-D-Unterversorgung 3 Tage lang täglich 1000 µg (40.000 I.E.) mit 1000 µg Vitamin K2,
dann 10 Tage lang täglich 500 µg (20.000 I.E.) Vitamin D3 und 500 µg Vitamin K2,
anschließend 1 Monat lang täglich 250 µg (10.000 I.E.) Vitamin D3 und 250 µg Vitamin K2.
Differenzierte Dosierung nach Vitamin-D-Status (s. Kapitel 11.2.)

- **Vitamin A:** 100 I.E. (30 µg RE) pro Tag und kg Körpergewicht, bei schwerem Krankheitsverlauf mehr

- **Vitamin E:** ca. 100–200 mg α-TE als natürliche alpha-, beta-, delta- und gamma-Tocopherole

- **Vitamin C:** ca. 500 mg 3x täglich (bei Durchfall Dosis reduzieren)

- **Quercetin:** ca. 200 mg 2x täglich (beste Aufnahme in Form von Quercetin-Phospholipid)

- **Zink:** 50 mg pro Tag

- **Selen:** 500 µg pro Tag

- **Probiotika:** Bacillus subtilis und andere Laktobazillen und Bifidobakterien

- **Melatonin:** ca. 5 mg vor dem Schlafengehen

- **Omega-3-Fettsäuren:** ALA (aus Chia- oder Leinsamen), DHA und EPA (am besten aus Algen)

- **Direkt zu Beginn einer Infektion bei Halsschmerzen:** flüssiges Granatapfel-Polyphenol-Extrakt und Zink oder Propolis

- **Inhalieren:** 3x täglich mit ätherischen Ölen wie Eukalyptus, Minze oder Cajeput

Medikamente:

- **Ivermectin:** 0,2 mg pro kg Körpergewicht einmal täglich, mindestens zwei bis maximal fünf Tage, nur im frühen Krankheitsstadium sinnvoll!
- **Aspirin (ASS):** 100-500 mg pro Tag (wenn nicht kontraindiziert!)
- **Dexamethason (Cortisol):** in der späten Krankheitsphase, nur auf ärztliche Anweisung!
- **Monoklonale Antikörper** (Bamlanivimab/ Etesevimab und Casirivimab/Imdevimab): sehr wirksam, Gabe nur möglich im frühen Krankheitsstadium und bei Risikofaktoren für einen schweren Krankheitsverlauf
- **Antibiose (z. B. Azitromycin):** Bei bakterieller Sekundärinfektion (häufig) in Absprache mit Arzt

Bei Überreaktion der Mastzellen zusätzlich täglich:

- **Quercetin, Curcumin, Boswellia,** MSM, Katzenkralle, OPC
- **Famotidin:** 20–40 mg, gegen Magen-Darm-Beschwerden
- **Desloratadin:** 5 mg; alternativ: **Cetirizin:** 10 mg
- **Cinnarizin:** 25–50 mg, besonders gegen Übelkeit

11.6 Zusammenfassung: Maßnahmen zur Prävention von COVID-19 und Behandlung von Long Covid

Zur Prävention einer Infektion mit SARS-CoV-2 und Erkrankung an COVID-19 sowie zur unterstützenden Behandlung von Long Covid sind die folgenden täglichen Maßnahmen empfehlenswert:

- **Wasser oder Ingwertee**: mind. 2 Liter, am besten als isotone Basentrinkkur (s. u.)

- **Vitamin D3**: im Herbst und Winter i.d.R. 4000 I.E. (100 µg), im Frühling und Sommer ist je nach Sonneneinstrahlung weniger ausreichend (oder: 40-60 I.E. pro kg Körpergewicht). (Aufdosierung bei Vitamin-D-Mangel: 10 Wochen lang täglich 10.000 I.E. (250 µg) Vitamin D3 mit 250 µg Vitamin K2.)

- **Vitamin K2** (als all-trans MK-7): im Verhältnis von etwa 1:1 zur Vitamin-D-Menge, z. B. im Winter 100 µg Vitamin D3 + 100 µg Vitamin K2. Bei besonderen Risikofaktoren (Osteoporose, Koronare Herzkrankheit, chronische Nierenerkrankungen, Entzündungs- und Kalzifizierungsprozesse jeder Art) Vitamin-K-Zufuhr verdoppeln (Verhältnis Vitamin D3 zu K2 1:2).

- **Vitamin A**: ca. 1000 µg RE Retinol-Äquivalente (oder 9 µg RE pro kg Körpergewicht)

- **Vitamin E**: ca. 20 mg α-TE als natürliche alpha-, beta-, delta- und gamma-Tocopherole

- **Vitamin C**: mind. 2 x 200 mg, am besten mit Bioflavonoiden (Hagebutte, Acerola, Citrus)
- **Zink**: 10 mg
- **Selen**: 55-100 µg

Isotone Basentrinkkur je nach individueller Mineralstoffversorgung: 1-2 Liter Wasser mit den basenbildenden, organischen Mineralstoffen Kalium, Magnesium und Calcium (Kalium 750 mg, Magnesium 190 mg, Calcium 275 mg pro Liter) als Citrat oder Laktat über den Tag verteilt trinken.

Zusätzlich empfehlenswert pro Tag:

- **Probiotische Bakterien:** Bacillus subtlis (BSCU1), Laktobazillen und Bifidobakterien (bei Histaminintoleranz nicht histaminbildend!), mindestens 3 Milliarden KBE
- **Quercetin**: 200-500 mg Quercetin (am besten als Quercetin-Phospholipid)
- **Bei Veganer Ernährung:** immer Vitamin B12 ergänzen, ggf. Lysin, Taurin, Glutamin, MSM, Pflanzenprotein
- **Bei Schlafproblemen:** 1–3 mg Melatonin (verbessert Einschlafen), ggf. mit Magnesium, Baldrian-, Hopfen-, Melissen-, Passionsblumenextrakt (verbessert Durchschlafen)

Bei vermehrten Autoimmun- und Entzündungsprozessen und/ oder Schmerzen:

- **Omega-3-Fettsäuren**: mind. 500 mg DHA und EPA pro Tag aus Algen (ohne Schadstoffe)

- **Boswellia-Extrakt** (500–1000 mg/Tag), **MSM, Curcumin, Granatapfel-Polyphenole, OPC, Katzenkrallen-Extrakt**

Individuelle Zusatz-Maßnahmen gegen Long Covid

Long Covid basiert im Wesentlichen auf persistierenden Viren, Durchblutungsstörungen und/oder einer chronischen Mastzellaktivierung (vgl. Kapitel 5.2). Daran orientiert sich die Therapie (Dosierung wie zur Prävention).

Bei Durchblutungsstörungen:

- Isotone Basen-Trinkkur mit Kalium-, Magnesium und Calciumcitrat (vgl. Kapitel 11.4)

- Vitamin E als natürliche Tocopherole und Omega-3-Fettsäuren ALA, DHA und EPA, am besten aus Algen (und damit ohne Schadstoffe)

- Nattokinase, Granatapfel- und Tomatenextrakt (WSTC 2)

- Bei Erschöpfung: Isotone Basen-Trinkkur, Adaptogene: Rhodiola rosea, Ashwagandha, Reishi-Pilz. Als Wachmacher: Guarana, Grünteeextrakt

Bei Mastzellaktivierung und Autoimmunprozessen:

- Vitamin D3, K2, A und E, Vitamin C, Quercetin (-Phospholipid), Curcumin, Boswellia-Extrakt, MSM, Katzenkralle, OPC, Reishi-Pilz.

- Omega-3-Fettsäuren ALA aus Chia- oder Leinsamen, DHA und EPA (am besten aus Algen und damit ohne Schadstoffe)

- Darmflora verbessern, insbesondere mit nicht histamin-bildenden Laktobazillen und Bifidobakterien sowie Bacillus subtilis. Histamin im Darm binden mit Diatomit-Kieselerde (mikronisiert)
- Oft liegt ein Leaky Gut zugrunde: Lecithin, Glutamin, Curcumin etc.
- Weitere Mittel und Medikamente in Kapitel 11.4

Bei persistierender (andauernder) Infektion:

- Einmalige Impfung mit mRNA-Impfstoff, um das Immunsystem zu trainieren
- Mikronährstoffe für das Immunsystem, vgl. Kapitel 10
- Darmflora verbessern, insbesondere Bacillus subtilis, Laktobazillen und Bifidobakterien
- Ein geschwächtes Immunsystem kann auch durch einen Mangel an bestimmten Aminosäuren auftreten, insbesondere Lysin (pflanzliche Quellen: z. B. Nüsse, Erbsenprotein)

Bei allen Ursachen für Long Covid ist eine Verbesserung der allgemeinen Gesundheit, des Immunsystems (Ernährung, Mikronährstoffe, Bewegung) und des Nachtschlafes entscheidend (vgl. Kapitel 10.7). Für tiefe Regeneration braucht unser Körper Stressreduktion, Zeit, die richtigen Nährstoffe und guten Schlaf.

12. Das Wichtigste: Besonnenes Handeln statt Panik und Verharmlosung!

Nach den Epidemien SARS (2002/2003) und MERS (2012) hat sich die durch das neuartige Coronavirus SARS-CoV-2 verursachte Erkrankung COVID-19 zur Pandemie entwickelt. Neuartig sind Coronaviren immer, weil sie sich ständig verändern. Neuartig für viele Menschen war in Europa auch die völlige Hilflosigkeit der Politiker, die zu Beginn der Pandemie keinerlei sinnvolle Vorsorge betrieben haben. Atemschutzmasken, Schutzanzüge und Beatmungsgeräte fehlten, obwohl es genug Zeit zur Vorbereitung gab. Europaweit hat die Politik versagt und mit Panik reagiert, während die Asiaten (China, Südkorea, Taiwan) die Epidemie in Rekordzeit weitgehend eindämmen konnten.

Ein Großteil der an COVID-19-Verstorbenen hatte eine oder mehrere Vorerkrankungen. Erst das Zusammenspiel von Erkrankungen wie Bluthochdruck und COVID-19 waren tödlich. Es zeigt sich in diesem Krisenszenario deutlich, wie wichtig eine gesunde Lebensweise ist. Insgesamt sind die größten Gesundheitsgefahren aber auch auf dem Höhepunkt der Pandemie nicht COVID-19, sondern Wohlstandserkrankungen, für die wir durch unsere Lebens- und Ernährungsweise zum Großteil selbst verantwortlich sind.

Obwohl die Erkrankungs- und Sterblichkeitszahlen für COVID-19 beängstigend sind, ist das Risiko durch einen Herzinfarkt, einen Schlaganfall oder eine Krebserkrankung zu sterben immer noch deutlich höher. Dazu kommt, dass Rauchen, Bluthochdruck und andere Vorerkrankungen die Sterblichkeit durch COVID-19 steigen lassen. Ganz klar wird wieder einmal, wie wichtig eine gesunde Lebensweise ist.

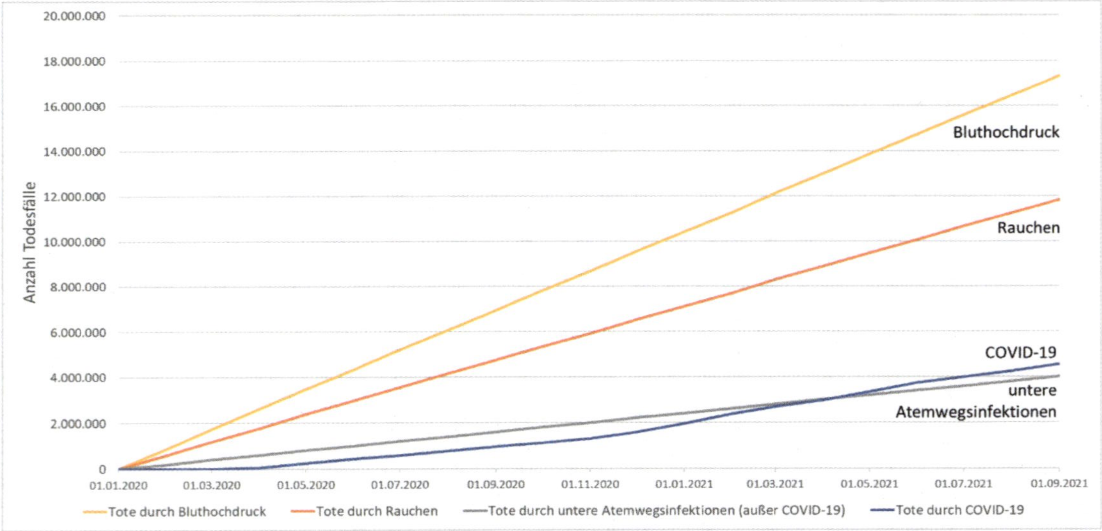

Abb. 10: Anzahl der Todesfälle weltweit von Januar 2020 bis September 2021 durch Bluthochdruck, Rauchen, untere Atemwegsinfektionen (außer COVID-19) und COVID-19 im Vergleich (WHO; Collaborators GBDRF, 2018; Worldometer, 2021)

Wie sich die Infektionszahlen weiterentwickeln, hängt stark von den Maßnahmen in den einzelnen Ländern ab. China, Taiwan und Südkorea haben gezeigt, dass durch die ergriffenen Maßnahmen die Epidemie höchst effektiv gebremst werden kann. Das in diesen Ländern geübte korrekte Tragen von Masken spielte eine zentrale Rolle und ist auch bei uns weiterhin eine zentrale Maßnahme: auch für Genesene und Geimpfte, aber absolut lebensrettend für alle anderen.

Etwas Stress und Angst sind an sich übrigens nichts Negatives, sondern für das Überleben wichtig. Man hat erforscht, dass die richtige Menge Stress die Leistung stark verbessert, während zu viel oder zu wenig Stress das Gegenteil bewirkt. Auch die Angst hat ihren Zweck. Zu viel Angst ist destruktiv und behindert das vernünftige Denken. Keine Angst vor einer realen Bedrohung ist aber kein Zeichen von Mut, sondern von Naivität, Dummheit oder Verdrängung.

Die biologische Funktion von Angst ist es, uns vor Gefahren zu bewahren. Das ist auch der Grund, warum wir vor dem Überqueren der Straße erst nach links und rechts schauen. Wir müssen COVID-19 nicht fürchten, aber wir sollten die Erkrankung respektieren: Weder Panikmache noch Verharmlosung schützen Leben, sondern vernünftiges Handeln. Das kann übrigens auch Angst weitestgehend ersetzen.

Das Unvorbereitetsein der meisten Länder hat einen sehr hohen Preis – an Menschenleben, Leid und Geld. Die internationale Denkfabrik *The Global Preparedness Monitoring Board* (GPMB, 2020) berechnete 11 000 000 000 000 (11 Billiarden) US-Dollar. Hinzu kommen nach konservativer Schätzung der Weltbank weitere 10 Billiarden US-Dollar Folgekosten durch Einnahmeverluste. „Vorbeugen ist besser als Heilen" ist nicht nur ein Motto der Naturheilkunde, sondern des gesunden

Menschenverstands. Eine Schlussfolgerung des Reports: "It would take 500 years to spend as much on preparedness as the world is currently losing due to COVID-19. The world cannot afford this cycle of panic and neglect." Kurz: Die Kosten von COVID-19 sind so hoch wie 500 Jahre Ausgaben für Prävention und Vorbereitung. Die Welt kann sich diesen Zyklus von Panik und Nachlässigkeit nicht leisten. Ich möchte hinzufügen: Die durch COVID-19 entstandenen Probleme sind winzig im Vergleich zu den Problemen, die wir durch den Klimawandel erschaffen. Das soll COVID-19 nicht verharmlosen, sondern die realistischen Proportionen aufzeigen.

12.1 Nur wenn wir unsere Lebensweise ändern, werden unsere Kinder ein gutes Leben haben

Am 21.09.2021 hielt UN-Generalsekretär António Guterres auf der Generalversammlung der Vereinten Nationen (UN) eine historische Rede, in der er Egoismus und Misstrauen beklagt und für Solidarität und Einigkeit wirbt, um die aktuellen Krisen zu bewältigen. Viele Länder benötigen dringend Impfstoff gegen COVID-19, während in anderen Ländern Impfdosen ungenutzt im Abfall landen. Superreiche fliegen zum Spaß ins Weltall, während weltweit Millionen Menschen hungern oder an behandelbaren Krankheiten sterben. In Anbetracht der globalen Corona-Pandemie und der Klimakrise, die noch viel mehr Menschen das Leben kosten wird, müssen wir solidarisch handeln. "Die Probleme, die wir geschaffen haben, sind Probleme, die wir lösen können." Dafür müssen wir alle mithelfen und zusammenarbeiten (United Nations, 2021).

Nicht nur in Bezug auf neue Pandemien, sondern auch auf den Klimawandel ist eine starke Reduktion der Massentierhaltung für die Menschheit überlebenswichtig. So kommt die

U.N. in ihrem Klimareport (Carus, 2010) zur Schlussfolgerung: „Eine weltweite Hinwendung zu einer veganen Ernährung ist lebenswichtig, um die Welt vor Hunger, Treibstoffmangel und den schlimmsten Auswirkungen des Klimawandels zu retten."

Darüber hinaus sind vor allem die tierischen Lebensmittel verantwortlich für einen Großteil unserer Wohlstands-erkrankungen, die erst die Voraussetzungen geschaffen haben, dass so viele Menschen an COVID-19 versterben. Die starke Reduktion des Konsums tierischer Lebensmittel ist der Schlüssel zum Überleben der Menschheit. Dies stellt übrigens nicht nur meine persönliche Ansicht dar, sondern auch die Schlussfolgerung einer Studie, die von 37 führenden Wissen-schaftlern durchgeführt wurde und 2019 in *The Lancet* erschien (Willet *et al.*, 2019). Der Titel heißt „Food in the Anthropocene: the EAT-Lancet Commission on healthy diets from sustainable food systems." Es geht dabei um die Ernährung im Anthropozän, dem vom Menschen geprägten Zeitalter, und wie wir eine gesunde Ernährungsweise aus nachhaltigen Ernährungssystemen gewinnen können. Zu den Autoren des Werkes zählen Professor J. Rockstrom (Potsdam-Institut für Klimafolgenforschung) sowie führende Wissenschaftler der *University of Oxford*, der *University of London* und der WHO sowie Walter Willett. Willet ist Arzt und Harvard-Professor der Epidemiologie, der öffentlichen Gesundheit und der Medizin und mit über 1700 Veröffent-lichungen der weltweit in diesem Bereich renommierteste und wichtigste Wissenschaftler.

Eine Zusammenfassung der Studie: Die derzeitigen Ernäh-rungssysteme bedrohen sowohl unsere Umwelt als auch die Gesundheit der Menschen. Ein Großteil der Menschen konsumiert eine minderwertige Ernährung, die zu Mikronährstoff-Mängeln sowie zu Fettleibigkeit und

Erkrankungen wie Koronare Herzkrankheit, Schlaganfall und Diabetes führt. Eine ungesunde Ernährung stellt ein höheres Gesundheitsrisiko dar als ungeschützter Geschlechtsverkehr, Alkohol, Drogen und Tabak zusammengenommen. Auf der anderen Seite haben über 800 Millionen Menschen auf der Erde zu wenig Essen. Für eine gesunde Ernährung der Weltbevölkerung muss die heutige Ernährung erheblich verändert werden.

Die Ernährung nimmt aber nicht nur Einfluss auf die Gesundheit, sondern auch in immensem Ausmaß auf die Umwelt. Die Lebensmittelproduktion und -verarbeitung ist einer der Hauptfaktoren für globale Umweltveränderungen wie Klimawandel, reduzierte Biodiversität, Wasserverbrauch, Störung der Stickstoff- und Phosphat-Kreisläufe und Veränderungen der Landnutzung. Die Landwirtschaft nimmt etwa 40 % der Landfläche ein; die Lebensmittelproduktion ist für bis zu 30 % der Treibhausgasemissionen und 70 % des Frischwasserverbrauchs verantwortlich.

Um sowohl Gesundheit als auch die Umwelt zu schützen, muss dringend eine globale Änderung der Ernährungssysteme erfolgen. Die Autoren der wohl wichtigsten Studie des letzten Jahrzehnts stellen eine Referenzernährung vor, die sowohl gesund als auch ökologisch nachhaltig ist – eine sogenannte „Win-win-Ernährung". Sie besteht aus

- einer angemessenen Kalorienzufuhr,

- abwechslungsreichen pflanzlichen Lebensmitteln (reichlich Vollkorngetreide, Gemüse, Obst, Hülsenfrüchte und Nüsse),

- wenig tierischen Lebensmitteln (Milchprodukte, Fisch und Geflügel in Maßen sowie – wenn überhaupt – nur geringe Mengen an Eiern, rotem und verarbeitetem Fleisch),

- ungesättigtem statt gesättigtem Fett und
- nur wenig raffiniertem Getreide, hochverarbeiteten Lebensmitteln und zugesetztem Zucker.

(Diese Referenzernährung entspricht übrigens weitestgehend meinem Ernährungsplan (Jacob, 2013).)

Die vorgestellte Ernährungsweise könnte weltweit umgesetzt werden und gesunde Nahrung für 10 Milliarden Menschen (geschätzte Weltbevölkerung im Jahr 2050) liefern. Gleichzeitig könnten jährlich ca. 11 Millionen vorzeitige Todesfälle verhindert und Umweltschäden erheblich reduziert werden. Es wäre deutlich weniger Tierhaltung nötig und die Emission von klimaschädlichen Gasen könnte auf etwa die Hälfte reduziert werden.

12.2 Selbst Verantwortung übernehmen

Die meisten von uns haben die Eigenverantwortung für ihre Gesundheit an das Gesundheitssystem delegiert. In Deutschland wissen viele besser über Autos, Fußball und Sonderangebote Bescheid, als über eine gesunde Lebens- und Ernährungsweise. Eine praktische Schul- und Ausbildung auf diesem Gebiet fehlen nahezu vollständig. Wir vertrauen darauf, dass Gesundheit eine Selbstverständlichkeit ist. Wenn es ein Problem geben sollte, gehen wir zum Arzt, der das alles wieder reparieren soll. Der menschliche Körper ist aber kein Auto. In der gegenwärtigen Krise offenbart sich, wie „zuverlässig" unser Gesundheitssystem in Europa tatsächlich ist.

Die Medizin versagt bei chronischen Problemen meist chronisch und während der Corona-Pandemie sogar bei vielen akuten Problemen. Die schmerzliche Erkenntnis: Wir sind immer noch sterblich.

Darüber, dass man in China fast alle COVID-19-Patienten naturheilkundlich mit Traditioneller Chinesischer Medizin (TCM) behandelt hat, macht man sich in westlichen Zeitungen lustig. Diese sehen ihre Hauptaufklärungsarbeit in Sachen COVID-19 darin, den Menschen die Wichtigkeit des Händewaschens zu erläutern. Dabei hat die Naturheilkunde in Deutschland eine sehr lange Tradition und enormen Erfahrungsschatz darin, wie man Atemwegsinfekte effektiv behandelt und das Immunsystem stärkt. Daraus entstand die Kneipp-Bewegung. Zudem zeigen zigtausende neue wissenschaftliche Studien ebenfalls, welche Maßnahmen das Immunsystem stärken.

Wir brauchen mehr denn je eine Integration moderner Medizin und Wissenschaft mit naturheilkundlichem und ernährungsmedizinischem Wissen.

12.3 Gibt Dir das Leben eine Zitrone, mach Limonade daraus – unsere langfristige Chance!

Jedes verlorene Menschenleben ist tragisch. Doch jede Krise birgt auch für jeden von uns die langfristige Chance, seine Gesundheit in die eigene Hand zu nehmen:

- Wenn nur 100 Millionen der 1,1 Milliarden Raucher es schaffen würden, mit dem Rauchen aufzuhören, könnten sie nicht nur ihr Sterberisiko durch COVID-19 reduzieren. Auch ohne die Viruserkrankung könnten allein durch diese Maßnahme 800 000 Menschenleben gerettet werden – und das pro Jahr!

- Wenn Menschen ab 40 Jahren regelmäßig ihren Blutdruck messen und einen evtl. vorhandenen

Bluthochdruck ernst nehmen würden, könnte das weitere hunderttausende Leben retten. Die in diesem Fall hilfreichen Maßnahmen klingen simpel, können aber für manchen im stressigen Berufsalltag eine Herausforderung sein: mehr Bewegung im Alltag und eine salzreduzierte, kaliumreiche und pflanzenbetonte Ernährung.

- Wenn wir im Alltag mehr auf unsere Umwelt achten würden, d. h. weniger (Plastik-)Müll produzieren, mehr mit dem Fahrrad fahren, viel weniger tierische Lebensmittel verzehren, dann könnten wir die Klimaziele vielleicht auch ohne den Shutdown durch COVID-19 erreichen. Unsere Kinder freuen sich über die Chance, auf einem gesunden Planeten zu leben.

Jeder von uns weiß, dass Rauchen der Gesundheit schadet, man am besten jeden Tag selbst möglichst frisch und pflanzlich kochen sollte und Bewegung an der frischen Luft gesund ist. Meist macht uns die Hektik des Alltags aber einen gehörigen Strich durch die Rechnung, sobald wir unsere guten Vorsätze in die Tat umsetzen wollen.

Nach der akuten Krise wird hoffentlich klar, welch hohes Gut unsere Gesundheit ist. Wir können sie nicht delegieren, sondern müssen selbst die Hauptverantwortung dafür übernehmen. Gesundheitsbildung und eigenverantwortliche Gesundheitspflege müssen zur obersten Priorität der Gesellschaft werden, denn unsere Gesundheit ist nicht nur die Basis für unser persönliches Wohlbefinden, sondern auch für unsere gesellschaftliche Leistungsfähigkeit.

Ein Fokus der Politik und Bildung muss auf den chronischen Gesundheitsproblemen liegen, die auf Dauer Milliarden von

Menschen das Leben kosten. Gemeinsam können wir dies schaffen.

12.4 Meine persönliche Bitte an Sie

Oft noch schlimmer als die Erkrankung selbst, sind die Kollateralschäden von Lockdowns und Co. Hungersnöte auf der ganzen Welt werden in diesem Jahr deutlich mehr Menschen töten als die Atemwegserkrankung: Nach großen Fortschritten im Kampf gegen den Hunger leiden nun wieder etwa 10 % der Weltbevölkerung an Hunger. Geschätzt wird, dass durch die Corona-Maßnahmen weltweit TÄGLICH zusätzlich 12 000 Menschen verhungern, also deutlich mehr als bislang insgesamt in Deutschland an COVID-19 verstorben sind.

Pandemien von Hungersnöten, Malaria, HIV und Tuberkulose, die wegen Corona nicht mehr ausreichend behandelt werden, haben die Welt im Griff und zeigen, wie wichtig eine umsichtige, ganzheitliche Vorgehensweise ist (Durisin *et al.*, 2020).

Im April 2020 recherchierte ich intensiv, welche Länder am schlimmsten von den Lockdown-Maßnahmen geschädigt werden. Mich beeindruckte die wohltätige Organisation *Food for Life*. Mit weltweit 211 Projekten in 60 Ländern versorgt sie täglich bis zu 2 Millionen Menschen mit lebensnotwendigen Mahlzeiten und ist nicht nur die größte Organisation für vegane Nahrungsmittelhilfe, sondern auch die kosteneffektivste. Tausende von Freiwilligen haben mittlerweile Milliarden von kostenlosen Mahlzeiten verteilt. Mit dem Vorsitzenden entwickelten wir ein Hilfspaket für Nigeria, Bangladesch, Indien, Nepal, Brasilien, Ecuador, Peru und Venezuela, weil sie besonders hart und akut von extremer Armut und Hunger betroffen sind. COVID-19 hat uns in Deutschland das Leben schwer gemacht, aber in anderen Ländern vielen Menschen das Leben und die Existenz gekostet.

Am 30. August 2021 habe ich die Dr. Jacob's Foundation als rein gemeinnützige Stiftung gegründet. Zweck der Stiftung sind die Förderung der Bildung, der Gesundheit und des Wohles von Bedürftigen in aller Welt in nachhaltiger, tier- und umweltfreundlicher Art und Weise. Wir alle können viel tun, die Welt ein kleines bisschen besser zu machen.

Der Autor und das Dr. Jacobs Institut

Das Dr. Jacobs Institut für komplementär-medizinische Forschung hat sich zum Ziel gesetzt, ganzheitliche Zusammenhänge in der Ernährungswissenschaft, Naturheilkunde und Erfahrungsheilkunde wissenschaftlich aufzuklären und wirkungsvolle Therapien zu verbessern.

Ärzte aus Leidenschaft in dritter Generation

Die Leidenschaft für ärztliches Handeln und Denken geht zurück auf Dr. med. Alois Jacob. Alois Jacob wurde während lebensgefährlicher Rettungseinsätze im 1. Weltkrieg mehrfach verwundet und u. a. mit dem höchsten bayerischen Militär-Sanitätsorden ausgezeichnet. Als Chefarzt des Krankenhauses von Tauberbischofsheim war er von 1919 bis 1938 chirurgisch tätig und als praktischer Arzt niedergelassen. Eine postoperative Lungenembolie kostete ihn das Leben, aber ersparte dem ranghohen Militärarzt die Teilnahme am 2. Weltkrieg. Wie er war seine Witwe Wilhelmine furchtlos und hatte tiefes Gottvertrauen. Konsequent erwiderte sie jedes „Heil Hitler" mit „Grüß Gott"– auch nach Drohungen des lokalen Obernazis.

Seine Leidenschaft für die Medizin gab Alois Jacob an seine Kinder weiter: Der Älteste, Manfred Jacob, fiel als Sanitätsoffiziersanwärter mit nur 18 Jahren in Russland. Der Zweitälteste, Prof. Dr. med. Ruthard Jacob, leitete zwei Jahrzehnte den Lehrstuhl für Physiologie in Tübingen mit einem Schwerpunkt in nutritiver und phytotherapeutischer Kardioprotektion. Der Drittälteste, Dr. med. Karl Otto Jacob, arbeitete acht Jahre an der Universitätsklinik Würzburg und leitete 18 Monate ein Kneipp-Sanatorium, bevor er sich in Tauberbischofsheim als Internist und Arzt für Naturheilverfahren niederließ. Seine Frau Uta war eine engagierte

Ärztin und später Medizinaldirektorin. Während seiner über 50-jährigen ärztlichen Tätigkeit wurde ihm immer bewusster, wie viel besser es ist, vorzubeugen als zu heilen. Dieses Verständnis gab Karl Otto an seinen Sohn Dr. med. Ludwig Manfred Jacob weiter.

Geboren wurde Ludwig Jacob am 29.03.1971 in Würzburg und wuchs in Tauberbischofsheim und Bamberg auf. Im Säbelfechten gewann er vier bayerische Meisterschafen und wurde 3. Deutscher Meister (1985).

Nach seinem Abitur (1+) am humanistischen Kaiser-Heinrich-Gymnasium erhielt Ludwig Jacob 1990 das Bayerische Hochbegabtenstipendium. 1999 heiratete er seine schwedische Frau Suzanne. Nach „Lehr- und Wanderjahren" in aller Welt studierte er Medizin in Mainz, approbierte 2007 als Arzt und erhielt 2008 den Doktortitel der Medizin „magna cum laude". L. M. Jacob promovierte zum Thema „Prostatakrebs und Polyphenole, insbesondere Granatapfel-Polyphenole" bei Prof. Dr. med. K.-F. Klippel, ehemaliger Präsident der Gesellschaft für biologische Krebsabwehr.

Statt die väterliche Praxis zu übernehmen, widmete er sich der Forschung und Entwicklung, gründete das Dr. Jacobs Institut und setzte die Erkenntnisse praktisch mit der bekannten Marke „Dr. Jacob's" um.

Mit über 1400 zitierten Studien und eigenen Erfahrungswerten verfasste Dr. Jacob den „Dr. Jacobs Weg des genussvollen Verzichts" (2013). Sein „Prostatakrebs-Kompass – Prävention und komplementäre Therapie mit der richtigen Ernährungs- und Lebensweise" mit etwa 1000 zitierten Studien erschien 2014. Er ist Autor zahlreicher Fachartikel zu seinen Forschungsschwerpunkten: Ernährung, Prostatakrebs, metabolisches Syndrom, Säure-Basen- und Mineralstoff-Haushalt.

„Am wichtigsten für mich ist ein selbstbestimmtes, sinnvolles Wirken, das meinen Mitmenschen und unseren Mitgeschöpfen hilft. Dazu gehören für meine Frau und mich auch seit über 30 Jahren eine erst vegetarische, dann vegane Lebensweise und 70 Patenkinder in Indien."

Kontakt: info@drjacobsinstitut.de

Weitere Infos: www.drjacobsinstitut.de

www.drjacobsweg.de

Quellenverzeichnis online

In diesem Buch wurden über 300 Studien zitiert. Da Papier aus Bäumen gemacht wird, möchte ich die Seiten in der gedruckten Version auf das Nötigste begrenzen. Auf

www.drjacobsweg.eu

finden Sie das Quellenverzeichnis und können Sie einen Rundbrief abonnieren, der Sie über wichtige aktuelle Studien und Erkenntnisse informiert – zu COVID-19 und darüber hinaus.

Sie haben Anmerkungen?

Dieses Buch wurde unter erheblichem Zeitdruck fertig gestellt. Daher werden Sie sicher den ein oder anderen Fehler finden. Für Korrekturen und Anregungen bin ich dankbar:

info@drjacobsinstitut.de